LES

REMÈDES NOUVEAUX

EXPOSÉ SUCCINCT

DES

PRINCIPAUX ÉLÉMENTS MÉDICAMENTEUX

Introduits dans la Thérapeutique de 1878 à 1888

PAR

Le Dᴿ C. CAUQUIL

Ancien aide d'Anatomie et interne des Hôpitaux

Ex-Médecin Major de la Marine

MONTPELLIER

C. COULET, LIBRAIRE-ÉDITEUR

De la Faculté de Médecine, de
l'École d'Agriculture et de l'Académie
des Sciences et Lettres

5, Grand'Rue, 5

PARIS

V.-A. DELAHAYE

LIBRAIRE-ÉDITEUR

Place de l'École de Médecine

1888

LES
REMÈDES NOUVEAUX

EXPOSÉ SUCCINT

DES

PRINCIPAUX ÉLÉMENTS MÉDICAMENTEUX

Introduits dans la Thérapeutique de 1878 à 1888

PAR

Le Dʳ C. CAUQUIL

Ancien aide d'Anatomie et interne des Hôpitaux

Ex-Médecin Major de la Marine

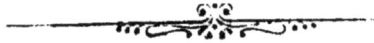

MONTPELLIER

C. COULET, LIBRAIRE-ÉDITEUR

De la Faculté de Médecine, de
l'École d'Agriculture et de l'Académie
des Sciences et lettres

5, Grand'Rue, 5

PARIS

V.-A. DELAHAYE

LIBRAIRE-ÉDITEUR

Place de l'École de Médecine

1888

INTRODUCTION

Le but de cet ouvrage est de répondre à un besoin qui devient tous les jours plus évident.

Les recherches thérapeutiques se sont multipliées, dans ces dernières années, dans des proportions inouïes, et le nombre des médicaments nouveaux proposés, expérimentés ou introduits dans la pratique, forme déjà une liste considérable.

Il n'est, pour ainsi dire pas, en France, de Clinicien en vue qui n'ait à cœur d'avoir son remède à lui, ou de découvrir des propriétés nouvelles dans le médicament proposé par d'autres.

De cet ensemble de nouveautés thérapeutiques tous les jours exposées par la presse médicale, résulte une confusion, un véritable chaos : En effet, des contradictions parfois violentes s'élèvent au sujet des effets ou de l'emploi rationnel de tel ou tel agent : et nous avons assisté, dans l'espace de quelques mois, à la triomphale apparition d'un remède souverain, et à sa chute dans le plus complet abandon.

Au milieu de ces discussions sans nombre, le praticien reste souvent sceptique, et, dans le doute, il s'abstient de l'emploi souvent avantageux des moyens qui lui sont proposés.

Et lorsqu'il veut entrer de plein pied dans la thérapeutique nouvelle, il est fatalement condamné à rechercher dans la collection des publications médicales les documents épars qui peuvent le guider dans la voie où il s'engage. De là un ennui considérable et une grande perte de temps.

Il nous a paru utile de combler ce desideratum : Condense dans un volume tout ce qui a été publié en fait de découvertes thérapeutiques depuis dix ans ; analyser succintement les travaux de nos célébrités médicales, et en particulier ceux de la société de thérapeutique ; enfin, rejeter les médicaments reconnus inutiles ou moins avantageux que leurs succédanés déjà existants, puis établir les formules les plus usitées ou les modes les plus commodes d'administration des nouveaux remèdes, tel a été notre but.

Comme dernière remarque nous ferons observer qu'étant données les propriétés souvent très différentes d'un même agent (Ex. : l'antipyrine, à la fois antithermique et dépresseur de l'activité nerveuse), nous avons crû devoir abandonner toute classification pour ne suivre, dans notre exposé, que l'ordre alphabétique.

Dr CAUQUIL.

Béziers, 1888.

ACÉTANILIDE

—

Appelé aussi phénylacétamide, ce corps a pour formule : $C^8 H^9 Az$. C'est une substance blanche, cristallisée, inodore, d'une saveur généralement piquante ; elle est soluble dans l'alcool, peu soluble dans l'eau froide. La découverte en est due à Gerhardt.

C'est à la clinique de Kusmaul, à Strasbourg, que l'acétanilide a reçu ses premières applications médicales ; Lépine, de Lyon, et ses élèves ont, aussitôt après, fait d'intéressantes recherches sur les effets physiologiques et thérapeutiques de cette substance, et enfin Dujardin-Beaumetz et son élève Weill ont définitivement introduit l'acétanilide dans notre matière médicale, par les expériences récentes et douées d'une extrême précision auxquelles ils se sont livrés au sujet du nouveau médicament ; c'est surtout les publications de ces deux expérimentateurs que nous allons résumer ici.

Effets physiologiques.—A dose toxique l'acétanilide produit sur les animaux les effets successifs suivants : de la stupeur, de la prostration, de l'hésitation dans les mouvements en même temps qu'un abaissement rapide et considérable de la température.

La respiration se ralentit progressivement, et, chose singulière, la sensibilité est assez vite abolie dans le train postérieur, tandis qu'elle persiste plus nette dans les parties antérieures du corps ; l'analgésie et le collapsus s'accentuent de plus en plus, et la mort survient après une série de secousses convulsives se succédant à intervalles très rapprochés. En somme, l'acétanilide agit principalement sur la circulation et sur le système nerveux.

Action sur la circulation. — Peu après l'administration de l'acétanilide, on constate une accélération manifeste des battements cardiaques qui deviennent en même temps plus énergiques ; plus tard ils se ralentissent et deviennent irréguliers. Les mêmes modifications s'observent du côté de la tension intravasculaire ; augmentation d'abord et diminution consécutive.

L'état du sang est considérablement modifié ; la proportion d'oxyhémoglobine diminue, et il se forme en quantité notable de la méthémoglobine, de là l'abaissement de température que l'on obtient avec les fortes doses : c'est ainsi que Weill a vu chez le lapin le thermomètre descendre à huit et même dix degrés au-dessous de la normale.

Action sur le système nerveux. — L'acétanilide n'exerce pas d'action sur le cerveau, à moins qu'on ne l'emploie à des doses toxiques ; mais il n'en est pas de même pour la moelle épinière et le bulbe ; en effet, les réflexes sont notablement atténués, et l'excitabilité du pneumogastrique diminuée.

En réalité donc, l'action de l'acétanilide sur le myelaxe se traduit par des phénomènes de collapsus qui prédominent chez l'animal, dans les cas où l'on arrive à des effets physiologiques d'une certaine intensité, et par la dépression des fonctions cardiaques et respiratoires, bien mise en évidence par les tracés graphiques.

Sur le système nerveux périphérique, l'acétanilide agit en diminuant la sensibilité, et en produisant des troubles vaso-moteurs qui pourraient peut-être se rattacher à l'action exercée dans la sphère du bulbe rachidien où sont localisés le centre vaso-moteur et le centre thermique.

Thérapeutique. — Voici ce que dit Dujardin-Beaumetz de l'acétanilide comme antithermique :

« Comme antithermique l'acétanilide est un fort médiocre médicament, qui abaisse la température en agissant et sur le système nerveux, et sur le pouvoir respiratoire du sang. De plus, son action antithermique est inégale : à faibles doses, on l'a vu produire des dépressions termiques considérables ; enfin elle amène la cyanose. L'acétanilide se montre donc comme antithermique très inférieure à l'antipyrine, et se rapproche plutôt par son action physiologique de l'acide phénique ; aussi, pour ma part, l'acétanilide doit être repoussé de la thérapeutique, en qualité d'antithermique, au même titre que l'acide phénique. »

Comme médicament nervin, l'acétanilide est au contraire pour la thérapeutique une acquisition de la plus haute valeur. Une première remarque qui s'impose c'est l'innocuité des faibles doses chez l'homme sain, alors que sur le fébricitant, la petite quantité de 0,50 centigr. peut déterminer, avec un abaissement de température énorme, de la cyanose et un collapsus dangereux.

Les recherches de D. Beaumetz ont porté sur l'action de l'acétanilide contre : 1° la douleur en général, 2° les douleurs spéciales des tabétiques, 3° l'épilepsie.

Dans le premier ordre de faits, l'acétanilide s'est montrée inférieure à l'aconit pour le traitement des névralgies faciales essentielles, mais lorsque ces névralgies ont paru liées à l'altération de quelque filet nerveux, comme dans la névrite optique, l'acétanilide se montre supérieure à tout autre médicament ; ainsi un malade atteint de douleurs périorbitaires atroces fut guéri après l'administration de 1 gr. 50 de la substance, alors que pendant des mois, l'aconit, le bromure et l'iodure étaient restés impuissants.

Dans les douleurs rhumatismales, l'acétanilide s'est montrée aussi efficace que l'acide salicylique sur lequel elle a au moins l'avantage de ne pas provoquer de troubles cérébraux.

Chez les tabétiques, les douleurs fulgurantes sont heureusement modifiées par l'acétanilide. Dans la clinique de Grasset, de Montpellier, les mêmes effets ont été observés; tant que le médicament était continué, les douleurs n'apparaissaient pas ; elles reve-

naient dès qu'on abandonnait l'emploi de l'acétanilide.

Quelques ataxiques se sont montrés réfractaires
à l'action du médicament, et d'autres, après une
amélioration passagère, ont vu leurs douleurs reparaître; ceci tient, on n'en saurait douter, à la diver-
sité d'origine des douleurs fulgurantes chez les
tabétiques.

En ce qui concerne l'épilepsie, parmi un certain
nombre de cas d'amélioration, D.-Beaumetz cite
celui d'un enfant de douze ans, assez démonstratif
dans l'espèce:

L'épilepsie remontait à quelques années : la
médication bromurée fut d'abord instituée, et amena
une légère sédation sans faire disparaître les attaques qui se reproduisaient tous les huit ou quinze
jours; les doses de bromures furent augmentées,
mais des phénomènes intenses de bromisme for-
cèrent à renoncer à 'cette médication. Ce fut alors
que Dujardin-Beaumetz songea à l'acétanilide qu'il
ordonna à la dose quotidienne de 1 gr. 50 en trois
prises, et trois mois après les attaques n'avaient pas
reparu.

Encouragé par cette observation publiée en mars
1887, je prescrivis l'acétanilide à une dame âgée,
atteinte d'épilepsie depuis plusieurs années, chez
laquelle la paraldéhyde après m'avoir donné une
période de calme de deux mois environ, s'était
montrée impuissante à prévenir les attaques qui
revenaient au moins une fois par mois. Je prescrivis
le médicament en solution dans l'élixir de Garus à
la dose fixée par Dujardin-Beaumetz; pour éviter

l'accoutumance je continuais la médication quinze jours de suite, et je cessais tout traitement les quinze jours suivants ; sous l'influence de cette médication la malade resta 97 jours sans voir reparaître les attaques ; mais elles se reproduisent de nouveau, quoique à des intervalles un peu plus espacés.

A côté de ces faits il convient de signaler deux cas de Grasset, de Montpellier, où l'acétanilide a complètement échoué.

En résumé : l'acétanilide à la dose de 1 à 2 gr. chez les individus non fébricitants ne présente aucun inconvénient et peut être continuée des mois entiers.

Chez les fiévreux elle abaisse très rapidement la température, et si l'on n'agit avec prudence, on s'expose à voir survenir de la cyanose et du collapsus, de sorte que comme antithermique elle doit céder le pas à la kairine, à la thalline et à l'antipyrine.

L'acétanilide comme médicament nervin parait s'adresser particulièrement :

Aux douleurs rhumatismales musculaires et articulaires.

Aux douleurs névralgiques dues à l'altération ou à la compression des nerfs.

Aux douleurs fulgurantes des tabétiques.

Enfin aux attaques d'épilepsie.

Mode d'emploi. — Nous avons déjà dit que la dose d'acétanilide pour être active devait atteindre 0,50 centigr. sans dépasser 2 à 3 grammes.

Cette substance étant presque insoluble dans

l'eau il reste à notre disposition deux manières de l'administrer :

1° En cachets.

2° En solution dans une liqueur alcoolique ; dans ce dernier cas l'élixir de Garus paraît tout indiqué.

Ajoutons qu'il est toujours avantageux de fractionner les doses, et de donner la quantité totale quotidienne en 3 reprises dans la journée.

ANTIPYRINE

—

L'antipyrine appartient à la classe des phénols ; c'est la dimethyloxyquinizine, et sa formule paraît être : $C^{22} H^{12} Az^2 O^2$

Expérimentée d'abord par Filehne (d'Erlangen), qui fit connaître ses propriétés antithermiques, et la présenta pour cette cause sous le nom d'antipyrine, elle se répandit tout d'abord dans les cliniques d'Allemagne, de Belgique et d'Italie, avant d'être admise dans les hôpitaux français où l'emploi usuel en fut consacré par les expériences de

MM. Huchard, Jaccoud, Dujardin-Beaumetz, G. Sée, etc.

L'antipyrine se présente sous la forme d'une poudre cristalline, brillante, blanc jaunâtre. Elle est fusible à 113 degrés. Presque inodore, son goût est amer. Sa solubilité dans l'éther est faible; l'alcool, le chloroforme et l'eau, la dissolvent bien.

Sa réaction la plus sensible est le précipité rouge brun qu'elle donne en présence de l'iodure de potassium iodnré.

Pharmacodynamique. — Les effets physiologiques et thérapeutiques de l'antipyrine sont absolument liés : au point de vue pratique il faut surtout les considérer à deux points de vue : l'action antithermique et l'action analgésique.

1° **Calorification.** — Chez l'homme sain les modifications thermiques produites par l'antipyrine sont discutées, et dans tous les cas peu considérables; il n'en est plus de même chez l'individu fébricitant, et ici l'abaissement de la température est un phénomène qui, toujours, a été observé, bien qu'avec des variations dans la rapidité de la chute thermométrique et dans la durée de l'action antithermique.

Les médecins allemands, expérimentant avec des doses massives (5 à 6 grammes en trois fois, d'heure en heure), déterminaient une chute thermométrique au bout d'une couple d'heures, chute qui atteignait son maximum au bout de quatre à cinq heures et se maintenait de six à vingt heures, après quoi, l'ascension se reproduisait graduelle.

En France on a expérimenté, surtout avec des doses fractionnées de 50 à 75 centigrammes, qui produisent au bout de deux heures un abaissement de température ; cet état peut-être maintenu en renouvelant de deux en deux heures l'administration de la même dose jusqu'à quarante-huit heures. L'abaissement de température varie de 1 à 3 degrés.

Le professeur Jaccoud a surtout insisté sur l'action fugace de l'antipyrine, et la nécessité de l'administrer à doses fréquemment répétées sans avoir recours à des doses massives.

L'enfant, toute proportion gardée, supporte bien l'antipyrine.

Indications. — Par son action antithermique, l'antipyrine est indiquée dans toutes les maladies à fièvre continue ; mais il ne faut pas oublier que son action est toute passagère, et que si elle supprime la chaleur avec la plupart des inconvénients que cette dernière comporte, elle reste absolument inefficace contre la maladie, et qu'il faut se prémunir d'autre part contre une hypothermie qui pourrait devenir dangereuse.

La *fièvre hectique* des tuberculeux est de toutes l'indication la plus formelle ; c'est là le vrai triomphe de l'antipyrine ; avec elle on évite les sueurs, le malaise, l'insomnie, l'accélération du rythme respiratoire, et le malade ressent un bien être qui parfois se prolonge plusieurs jours après l'administration du médicament.

Dans la *fièvre typhoïde* et l'érysipèle, il faut avoir recours à des doses assez élevées et souvent répétées, tandis que des quantités plus faibles suffisent dans le rhumatisme aigu, le début des *fièvres éruptives* ou les *fièvres éphémères*.

Mode d'administration. — Filehne et avec lui les médecins allemands donnent 2 grammes d'antipyrine un peu avant l'accès de fièvre et répètent deux fois cette dose de quatre en quatre heures. Toutefois ils conviennent que chez les tuberculeux il est bon de réduire cette dose à 1 gramme. En France, Dujardin-Beaumetz et Huchard ne vont pas au-delà de 50 centigrammes et Darembourg après avoir donné un gramme de la substance, répète cette dose toutes les fois que l'ascension thermométrique atteint 0 degré 3.

Bouveret donne une première dose de 1 gramme, puis successivement des doses de 50 centigrammes, suivant l'intensité de la fièvre, mais sans dépasser 3 grammes dans la journée. On le voit, entre ces derniers modes d'administration, la différence est peu sensible.

La voie stomacale est généralement préférée pour l'absorption de l'antipyrine; celle-ci peut être prise en potion, en solution ou en cachets; il est bon dans ce dernier cas de faire avaler au malade une certaine quantité de liquide aussitôt après l'ingestion du remède.

Les injections hypodermiques ne sont pas sans inconvénients (douleur, abcès) et la voie rectale enlève au médicament une partie de son efficacité.

Chez les enfants, Demme conseille prudemment de ne pas dépasser la dose de 20 centigrammes pour la première enfance, et celle de 50 centigrammes jusqu'à 5 ans.

2° Phénomènes douloureux. — La mise en lumière de l'action analgésique de l'antipyrine est due à peu près exclusivement au professeur G. Sée, qui, dans trois communications successives à l'académie de médecine, pendant l'année 1887, a pleinement établi le fait.

Chez une première série de 15 malades affectés de rhumatisme apyrétique avec ou sans hydarthrose, qui avaient été traités sans succès par le salicylate de soude et les pointes de feu, la douleur disparut en quelques jours, sans récidive aucune quand on eut soin de continuer encore la médication à petite dose pendant une semaine environ. Les mêmes effets furent observés dans les accès de goutte aigue avec dépôts uratiques : l'antipyrine à la dose de 4 à 6 grammes fit cesser la douleur et le gonflement articulaire en deux à quatre jours.

Dans les troubles nerveux de la sensibilité, l'antipyrine s'est montrée souveraine : dans les douleurs de tête elle n'a échoué que rarement, que l'on eut affaire à des céphalées de croissance, à des migraines ou à des névralgies faciales.

Les névralgies périphériques et les névrites graves dues au diabète ou au zona ont été souvent amendées, et il n'est pas jusqu'aux tabétiques qui n'aient vu, sous l'influence du médicament, se calmer les violentes douleurs du début de l'ataxie.

Les douleurs angoissantes des cardiaques et des anévrysmatiques ont été calmées par l'antipyrine.

Doses. — Dans tous ces cas la dose d'antipyrine nécessaire a été de 3 grammes au moins et de

6 au plus qu'on administre par 1 gramme toutes les
deux ou trois heures, dans un demi-verre d'eau
froide. L'inconvénient le plus sérieux qui résulte de
cette médication, est une éruption urtiquée qui cesse
d'ailleurs dès qu'on réduit les doses.

En présence des succès qu'il a obtenus, le professeur G. Sée n'hésite pas à proclamer que l'antipyrine doit être substituée à la morphine, même en
injections hypodermiques, fixant la dose de 50 centigrammes comme suffisante sous cette forme pour
remplacer les injections de morphine dans toutes
leurs indications : « Sans doute, dit-il, ceux qui ont
la passion du morphinisme ne se contenteront pas
de l'antipyrine qui ne réalise point les sensations et
l'ivresse tant recherchées par les malades ; mais elle
calme à coup sûr les douleurs ; elle diminue immédiatement l'excitabilité réflexe de la moelle épinière,
c'est-à-dire les douleurs vagues, générales, névro-
musculaires que produit si souvent l'hystérie ou la
névrose. L'antipyrine prendra désormais la place de
la morphine, et préservera ceux qui y cherchent à
tout prix le remède à leurs souffrances, du danger
d'un empoisonnement chronique souvent irrémé-
diable.

Effets secondaires. — Avant de terminer
ce qui a trait à l'antipyrine, signalons les quelques
effets tout à fait secondaires que ce médicament
produit sur l'organisme.

Le pouls et la tension artérielle sont peu influen-
cés ; des contradictions s'élèvent même à ce sujet
entre les divers expérimentateurs, et il est besoin de
nouvelles études pour élucider la question.

L'action hémostatique de l'antipyrine par applications locales a été constatée par Hénocque, mais n'a pas été mise à profit d'une façon générale.

L'antipyrine n'agit sur le rythme respiratoire que lorsque celui-ci a été exagéré pathologiquement par le fait de l'élévation thermique, et alors elle en atténue la fréquence en combattant l'excès de calorification.

Des phénomènes d'intolérance gastrique ont été signalés à la suite de l'ingestion du médicament, mais c'est surtout chez les tuberculeux que ces phénomènes ont été observés.

L'antipyrine agit sur l'appareil urinaire en diminuant la quantité des urines et la proportion de l'urée, fait qui doit être pris en considération dans les cas d'affections rénales.

A l'apparition de l'exanthème que nous avons déjà signalée, nous devons ajouter l'augmentation de la sueur tout d'abord remarquée par Filehne.

Dujardin-Beaumetz et Debove, ensuite Bouveret, Lépine, etc., ont observé un malaise, une angoisse vagues qui, chez certains sujets, peuvent aller jusqu'au collapsus, comme Jaccoud en a cité des exemples, et ces cas sont d'autant plus à retenir qu'ils sont le fait d'une idiosyncrasie particulière et non des doses administrées.

En résumé, l'antipyrine est un bon antithermique momentané, et surtout un analgésique puissant, et les légers inconvénients qu'elle comporte ne sauraient l'empêcher de prendre place parmi nos meilleurs agents thérapeutiques.

M. Caravias a étendu encore le domaine de l'antipyrine en l'utilisant dans la blennorrhagie sous forme d'injections uréthrales en solution au dixième ou encore incorporée à des bougies médicamenteuses gélatineuses dont la surface a été trempée dans une solution concentrée d'antipyrine, et qui doivent fondre dans l'urèthre. Les résultats auraient été satisfaisants.

Signalons, pour finir, quelques autres applications que l'on peut faire de l'antipyrine à diverses maladies en l'associant à d'autres médicaments :

Au Bromure de Potassium dans l'épilepsie comme aussi chez les sujets nerveux (Prof. Sée)

Antipyrine	2 à 3 grammes
Bromure de Potassium . .	3 à 4 —

A l'Iodure chez les cardiaques

Antipyrine. . . . . ⎫	
Iodure de Potassium . . . . ⎭	âa 1 à 2 grammes

A la Teinture d'Iode et à l'Iodure de Potassium comme gargarisme

Eau	30 grammes
Iodure de Potassium	1 —
Teinture d'Iode	30 gouttes
Antipyrine.	2 grammes

A la Naphtaline, à l'Iodoforme et au Tannin, dans les coliques

Naphtaline	5 centigrammes
Iodoforme	2 —
Tannin	10 —
Antipyrine	10 —

Pour une Pilule
3 ou 4 de ces Pilules successivement.

Enfin, il y a sans doute une série d'associations médicamenteuses dont beaucoup sont encore à formuler, et appelées à rendre des services.

BAUME DE GURJUN

—

Le Baume de Gurjun ou huile de bois, connu en France depuis 1838, était déjà appliqué par les médecins de l'Inde contre le blennorrhagie ; mais il n'a fait son entrée dans notre arsenal thérapeutique qu'en 1876, sous les auspices de Vidal qui l'employa contre les affections blennorrhagiques : Mauriac, C. Paul, Malez en firent successivement usage dans les mêmes cas.

Le Baume de Gurjun est une oléo-résine fournie par plusieurs espèces du genre *Dipterocarpus*, de la famille des *diptérocarpées*. C'est un liquide épais, visqueux, trouble ; son odeur rappelle celle du copahu ; son goût est amer et aromatique.

Effets physiologiques. — A la dose de
de 4 à 5 grammes le Gurjun est parfaitement toléré;
son goût est moins désagréable que celui du copahu;
arrivé dans l'estomac, il provoque une sensation de
chaleur à l'épigastre, quelques éructations, mais
rarement des nausées et des vomissements. Son
action sur l'intestin se manifeste par une ou deux
selles survenant deux heures après son ingestion. Si
la dose est augmentée, et atteint 7 à 8 grammes, les
signes d'intolérance gastro-intestinale apparaissent:
vomissements, coliques, diarrhée.

L'élimination se fait par des voies diverses : L'essence s'élimine par la sueur et l'exhalation pulmonaire, tandis que la résine sort par les urines en leur
communiquant une légère odeur balsamique analogue à celle de la thérébentine.

Thérapeutique. — Parmi les affections cutanées qui ont bénéficié du traitement par le baume
de Gurjun, il faut citer en première ligne la lèpre;
Dougall qui fit les premières recherches dans ce
sens, faisait frotter le corps des malades deux fois
par jour, et pendant deux heures chaque fois avec
un mélange de :

Baume de Gurjun 1
Eau de chaux 3

L'amélioration fut très marquée dans la géné-
ralité des cas. En 1870, Vidal, à l'hôpital Saint-Louis,
obtint un succès à peu près complet dans un cas de
lèpre tuberculeuse, au moyen de frictions matin et
soir répétées, avec un mélange à parties égales de
baume et d'eau de chaux, et de l'ingestion quoti-

dienne de 1 à 7 grammes de baume. Ce fait joint aux observations des médecins indiens et anglais, tend à faire considérer le baume de Gurjun comme un bon adjuvant, sinon comme un remède héroïque de la lèpre.

Quelques autres dermatoses, eczema chronique, lupus, tubercules de la peau, auraient été modifiées heureusement par le baume de Gurjun, au dire de certains auteurs, mais ces résultats ont encore besoin d'être confirmés.

Comme antiblennorrhagique, le baume de Gurjun est mieux connu; nombre de médecins s'en louent, et Vidal qui a surtout expérimenté ce médicament, nous dit que les cas favorables sont guéris du sixième au huitième jour, et que les écoulements pris au début guérissent du quinzième au vingtième jour du traitement.

Dans la balano-posthite et la vaginite, le baume de Gurjun a donné des résultats rapides.

Mode d'emploi. — La potion est la forme préférée pour l'administration du médicament, suivant l'une des formules suivantes :

F. de Vidal,

Gurjun	4 grammes
Gomme	4 —
Sirop simple ou de Cachou .	12 —
Infusion de badiane. . . .	40 —

A prendre en deux fois au commencement du repas.

F. de Mauriac,

Gurjun	16 grammes
Gomme	10 —
Sirop de gomme	30 —
Eau de menthe	50 —

En trois fois dans la journée.

Cette deuxième dose détermine des troubles gastro-intestinaux, et la première nous paraît préférable. On peut même faire prendre, après chaque dose, un verre à liqueur de vin de Malaga, selon le conseil de Vidal.

Pour l'usage externe, on se servira d'un liniment composé à parties égales de baume et d'eau de chaux ; la même préparation a servi à Vidal contre la vaginite ; il l'employait comme topique à l'aide d'un tampon de coton qu'il maintenait en place à l'aide d'un second tampon sec. La guérison dans tous les cas n'a jamais tardé.

BOLDO

—

Boldo ou boldu est le nom vulgaire donné aux jeunes pousses du pneumus boldus, de la famille des Monimiacées originaire du Chili. L'analyse de la plante a fait découvrir, comme caractères particuliers, une essence abondante surtout dans les feuilles, et un principe amer regardé comme un alcaloïde et désigné sous le nom de boldine.

Effets physiologiques. — Recherchés
tout d'abord par Dujardin-Beaumetz, ces effets ont
été successivement étudiés par Verne (1882) et
Laborde (1885).

Du côté de l'appareil digestif, l'ingestion de la
teinture de boldo, à la dose de 1 gramme dans un
verre d'eau, produit au goût une sensation très aromatique, puis de la chaleur épigastrique, et une
certaine excitation des fonctions digestives. Si la
dose dépasse 2 grammes, la chaleur devient angois-
sante, et il survient des coliques, de la diarrhée, des
vomissements. Il en est de même pour l'essence, si
l'on dépasse la dose de 10 centigrammes.

L'influence du boldo sur la circulation et la
température est insignifiante, et si elle existe, il
est nécessaire de recourir à de nouvelles expériences
pour bien la préciser.

L'action qu'exerce le boldo sur le système nerveux se traduit par de la somnolence, plus ou moins
marquée, suivant la dose. Les injections sous-cutanées de boldine produisent le même effet, et de plus
de l'insensibilisation au point piqué ; de même l'ins-
tallation de quelques gouttes d'une solution de boldine dans l'œil provoque une insensibilité de cet
organe, tout comme la cocaïne.

L'élimination du boldo et de la boldine se fait
par les voies urinaires, mais sans augmentation de
la quantité des urines ; la proportion d'urée est
seule accrue.

Thérapeutique. — Des diverses propriétés
du boldo, on n'a utilisé que l'excitation des fonctions digestives et la stimulation des fonctions uri-

naires: quant à l'hypnose produite par cette substance, on n'a pas encore songé à l'utiliser.

Dujardin-Beaumetz s'est servi du boldo dans les cas d'atonie de l'estomac avec ou sans dépression des forces générales, et on peut l'utiliser dans l'anémie simple, dans la dyspepsie et la convalescence des maladies longues et déprimantes.

Delioux de Savignac attribue un rôle important au boldo dans le traitement des affections des voies urinaires. Nous avons dit que la puissance diurétique du boldo était nulle, mais son essence imprime aux muqueuses par lesquelles elle s'élimine, une action en tout comparable à celle qu'exercent le copahu et la thérébentine; elle diminue les sécrétions pathologiques et, par là, restitue à l'urine ses caractères physiologiques; aussi le catarrhe aigu ou chronique de la vessie a-t-il été heureusement traité par le boldo.

Mode d'administration. — Les préparations pharmaceutiques employées sont la teinture, l'essence, l'extrait alcoolique ou aqueux, la teinture. le vin, le sirop et l'élixir.

L'essence de boldo se donne à la dose de 20 à 40 centigrammes sous forme de perles, à cause de sa saveur brûlante et de son odeur âcre.

La teinture peut être prise à la dose de 50 centigrammes à 1 gramme, dans une potion. Quant au vin et à l'élixir on se trouvera bien de les prescrire par verre à liqueur à la fin des repas; les dernières préparations sont les mieux acceptées des malades.

BROMURE D'ÉTHYLE

—

Le bromure d'éthyle ou éther bromydrhyque a été découvert en 1829 par Serullas. C'est un liquide incolore, peu odorant, d'une saveur d'abord fraîche, puis chaude; sa formule est : C^4H^5Br.

Utilisé d'abord à l'étranger, et surtout aux États-Unis, il a été étudié dans ces derniers temps en France par Rabuteau, Terrillon, Bourneville, Roux, Ducasse, etc., qui le considèrent comme un anesthésique comparable au chloroforme et à l'éther.

Effets physiologiques. — La pulvérisation du bromure d'éthyle sur la peau produit le refroidissement local; le tégument pâlit rapidement et l'abaissement de température peut être poussé assez loin pour amener la formation d'une eschare.

Sur les voies respiratoires, le bromure d'éthyle ne produit pas d'effet nuisible à la condition d'être parfaitement pur.

Le tube digestif ne paraît pas davantage incom-

modé de l'ingestion du bromure d'éthyle, et Rabuteau a pu s'en administrer jusqu'à 1 gramme 25 sans
éprouver autre chose qu'une légère chaleur à l'épigastre.

Sans parler de l'action anesthésique exercée par
le bromure d'éthyle sur les animaux, mentionnons
l'opinion de Terrillon qui, d'accord avec les chirurgiens américains, veut que le bromure d'éthyle soit
pour l'homme un anesthésique plus rapide et moins
dangereux que le chloroforme. D'après ce chirurgien,
la période d'excitation serait moindre et remplacée
par un peu de raideur musculaire, rarement des
convulsions toniques, et, dans la majorité des cas,
une congestion de la face, prononcée surtout chez
les sujets alcooliques. L'anesthésie arriverait au
bout de 2 à 3 minutes d'inhalations.

On a reproché au bromure d'éthyle de produire
une cyanose exagérée, la dilatation pupillaire, la
petitesse du pouls, des menaces d'asphyxie, et trop
souvent l'anesthésie incomplète. Berger a de plus
insisté sur l'absence de résolution musculaire.

Les vomissements faciles à arrêter au début par
l'augmentation de la dose des inhalations, sont, en
somme, aussi fréquents qu'avec le chloroforme, si
l'on tient compte des cas où ils se produisent au réveil et même un certain temps après l'anesthésie.

L'élimination du bromure d'éthyle se fait presque
en totalité par les voies respiratoires.

Thérapeutique. — Comme anesthésique
local le bromure d'éthyle a sur les produits simi-
laires une supériorité incontestable due aux propriétés suivantes :

1° N'étant pas irritant il peut être appliqué sur une plaie saignante sans produire de la cuisson.

2° Peu odorant il ne gêne ni l'opérateur, ni l'opéré.

3° N'étant pas inflammable il permet d'employer le fer rouge et le thermo-cautère sans crainte de produire une brûlure par inflammation des vapeurs pulvérisées.

Ces qualités l'ont fait employer par les principaux chirurgiens dans la plupart des cas où l'anesthésie locale était indiquée.

Les critiques exposées plus haut, ont empêché de préférer le bromure d'éthyle au chloroforme qui donne une résolution musculaire complète, et une anesthésie aussi parfaite qu'on la désire.

En médecine, Bourneville et d'Ollier ont employé le bromure d'éthyle contre l'épilepsie, sous forme d'inhalations; le résultat de leurs expériences les amène à conclure à la diminution constante des accès, sans cure radicale de la maladie.

Les mêmes cliniciens ont obtenu la cessation des phénomènes convulsifs hystériques à l'aide du même moyen et le passage rapide à la phase de résolution.

Rabuteau conseille d'essayer le bromure d'éthyle contre les douleurs gastralgiques et la toux convulsive de la coqueluche.

En obstétrique, le bromure d'éthyle préconisé par les américains, n'a pas donné entre les mains des médecins français des résultats encourageants. D'après Ducasse, les inhalations de cet éther retarderaient la délivrance en diminuant l'énergie de l'utérus, sans abolir complètement la douleur.

Mode d'administration. — Pour l'anesthésie locale, Terrillon conseille de se servir d'un
pulvérisateur à large tubulure, maintenu à 10 centimètres du champ d'opération : arrive l'anesthésie
en deux ou trois minutes.

Les inhalations se font comme avec le chloroforme, mais pour produire leur maximum d'effet,
elles doivent être abondantes dès le début.

A l'intérieur, pris sous forme de perles ou de
sirop, le bromure d'éthyle peut être ingéré à la dose
de 1 à 2 grammes.

Ce médicament peut trouver son emploi à l'extérieur au même titre que le chloroforme ou l'éther,
incorporé dans un liniment.

CASCARA SAGRADA

C'est le nom donné à l'écorce du *Rhamnus pur-
shianæ,* plante de la famille des rhamnacées qui
croît dans les deux Amériques.

Expérimenté d'abord aux Etats-Unis par Bundy;

Pearse, etc., le *cascara sagrada* a fait son apparition en France sous les auspices de Landowski, et a particulièrement été étudié à l'hôpital Cochin, sous la direction de Dujardin-Beaumetz.

L'analyse de cette écorce a donné comme résultat l'isolement d'une huile fixe, d'une huile volatile, et d'un composé cristallin encore mal définis.

Aussi n'emploie-t-on que la poudre en nature ou l'extrait de l'écorce tout entière.

Thérapeutique. — La qualité dominante du *Cascara Sagrada* est de produire un effet laxatif certain, qui peut aller jusqu'à une violente purgation, si on augmente les doses; ce corps est, sous ce point de vue, analogue au podophyllin.

Il peut être continué longtemps, ce qui permet de l'utiliser dans la constipation habituelle et opiniâtre ; et c'est même là sa seule indication. Toutefois les médecins américains lui reconnaissent une certaine action contre la fièvre paludéenne, à type rémittent ou intermittent.

Mode d'emploi. — Sous la forme de poudre, la *Cascara Sagrada* se prend à la dose de 50 centigrammes à un gramme en trois ou quatre prises ou cachets, et cette médication continuée quelques jours, suffit à régulariser les selles dans les cas de constipation; pour assurer le bénéfice de cette action, il est bon de continuer l'administration du remède à intervalles assez rapprochés.

L'extrait fluide qui répond aux mêmes indications que la poudre s'emploie à des doses identiques, c'est-à-dire de 50 centigrammes à 1 gr. 50 par jour ; il peut être associé à la voix vomique dans les cas d'atonie des toniques musculaires de l'estomac, et de dyspepsie flatulente.

Il est d'une certaine importance de ne pas trop élever les doses de *Cascara Sagrada*, à cause des violentes coliques qu'il ne manquerait pas de procurer.

CHLORURE DE MÉTHYLE

—

Éther méthychlorhydrique : $C^2 H^3 Cl$, découvert en 1831 par Dumas et Péligot. C'est un gaz d'odeur éthérée, d'une saveur sucrée, dont la densité est de 1,736.

Effets physiologiques et thérapeutiques. — Ces effets reposent sur ce fait que le chlorure de méthyle liquefié à — 30 degrés bout à — 22 degrés et que, si après liquéfaction, on projette un jet vaporisé de cet éther sur un corps quelconque, la température de ce corps descendra à —

22 degrés et plus bas encore si l'évaporation est activée par un courant d'air.

L'éther méthylchlorhydrique est un anesthésique local, propriété qu'il doit à l'abaissement de température subi par les corps avec lesquels il est mis en contact, et dont sa grande volatilité est la cause. D'abord employé par Richardson en 1862, il fut tiré de l'oubli en 1884 par Debove qui l'utilisa dans les névralgies sciatiques ; depuis, les docteurs Olive, Bucquay, Rendu, Desnos et bien d'autres s'en sont servis contre diverses névralgies, avec des résultats variables, mais le plus souvent heureux.

Le premier effet de la projection du gaz sur la peau est une sensation douloureuse fortement accentuée, puis en quelques secondes, la peau pâlit et durcit, puis redevient rouge, en même temps que disparaissent la douleur due à la vaporisation, et celle cause du traitement. L'avantage de cette révulsion par l'action réfrigérante du chlorure de méthyle serait, d'après Debove et Rouillon, de faire subir d'utiles modifications aux filets terminaux des nerfs sensitifs sur une vaste surface, et d'autre part de permettre aux téguments de sortir sains et saufs de cette congélation momentanée.

Malheureusement cette dernière proposition n'est pas toujours confirmée par les faits : Outre les phénomènes de réaction qui doivent toujours suivre une réfrigération aussi intense, et qui se calment au bout de peu de jours, il est constant que des suites plus graves peuvent se produire, et elles ont été constatées ; il est difficile, en effet, de graduer la durée et le degré du refroidissement proportionnellement à la résistance de la peau du sujet en traitement; de là vésication et escharification possibles.

Cela dit, il faut reconnaître que le chlorure de méthyle s'est montré efficace :

Dans les sciatiques idiopathiques unilatérales, où quelquefois une séance et très souvent deux séances ont suffi à amener la guérison après une pulvérisation rapide sur le trajet du nerf. Debove déclare avoir réussi plus de cent fois sans production d'eschares. Pas mal de cliniciens rapportent également des succès nombreux.

Dans la sciatique double symptomatique d'une affection médullaire. Ici l'amélioration est plus passagère, moins rapide et moins certaine. Dans la névralgie intercostale, faciale et ilio-lombaire, quelques bons résultats ont été notés, ainsi que dans des cas de douleurs rhumatismales musculaires ou articulaires.

Tennesson a pu faire disparaître le symptôme douleur dans des cas de *points de côté* dépendant de pleurésies, de pneumonies ou de tuberculose pulmonaire, sans que s'aggravassent les lésions thoraciques internes.

En somme le chlorure de méthyle s'est montré souverain dans les névralgies idiopathiques, en agissant rapidement sur l'élément douleur; il n'a pas d'influence sur les lésions primitives donnant naissance aux douleurs périphériques. Les difficultés de son application sont seules cause qu'on doit en réserver l'emploi pour les cas où les autres moyens ont déjà échoué.

Mode d'emploi. — Dans l'application du chlorure de méthyle il faut toujours avoir présents à l'esprit les préceptes suivants énoncés par Debove. — Ne pas diriger le jet perpendiculairement à la peau sous peine de produire une dépression qui pourrait devenir le point de départ d'une phlyctène ou d'une eschare. — Agir toujours sur une large surface — proportionner la durée de l'application à l'épaisseur de la peau, — éviter les points où les téguments recouvrent immédiatement des os, — redoubler de prudence chez les sujets dyscrasiques — enfin n'user que d'un éther méthylchlorhydrique parfaitement pur.

COCAÏNE

—

Alcaloïde, extrait de l'*Erythroxylum Coca* qui a pour formule : $C^{31} H^{21} Az O^{8}$. Elle cristallise en prismes incolores, inodores, d'une saveur un peu amère. Peu soluble dans l'eau froide, elle se dissout plus facilement dans l'eau bouillante et l'alcool.

3

Découverte en 1859 par Niemann, ses propriétés analgésiques furent remarquées et parfois mises à profit isolément, de telle sorte qu'il faut arriver aux travaux de Coupard et Bordereau, dans le laboratoire du D' Laborde, en 1882, pour trouver signalées l'abolition du réflexe oculaire, l'insensibilisation à la piqûre et au pincement, et la dilatation pupillaire.

Du laboratoire, la cocaïne passa bientôt dans la pratique et ce fut Koller, de Vienne, qui, le premier, la fit passer dans la thérapeutique oculaire (1884). Depuis, d'innombrables observations ont été publiées au sujet du nouveau médicament, et son domaine, comme anesthésique local, s'est considérablement étendu. Disons que sa faible solubilité lui a fait préférer son sel, le chlorhydrate de Cocaïne bien plus soluble qu'elle.

Effets physiologiques. — Les effets sont locaux ou généraux.

Effets locaux. — C'est l'action locale de la cocaïne sur la muqueuse oculaire qui a fait sa fortune, et les premiers travaux de Koller portent sur ce sujet : Expérimentant sur le lapin, cet auteur vit, après l'instillallation de quelques gouttes à 5|100, le regard devenir fixe, la pupille se dilater en même temps que la cornée et la conjonctive restaient insensibles à l'attouchement, à la piqûre, à la cautérisation. L'expérience renouvelée sur l'homme produisit les mêmes résultats : d'abord un sentiment de cuisson au moment de l'instillation, puis la sensibilité des membranes de l'œil disparaît peu à peu, les réflexes sont abolis, et si la sensibilité au contact persiste

vague, l'analgésie devient complète. Toutefois les
parties profondes telles que l'iris, les muscles oculaires, sont douloureuses à la section, si l'on n'a soin
de renouveler l'application de la cocaïne à mesure
que l'on se rapproche de ces parties. Du reste l'action de la cocaïne est cumulative, c'est-à-dire que
l'effet anesthésique s'accentue et se prolonge si l'on
a soin de répéter les doses : avec une instillation on
obtient une anesthésie de dix minutes, et celle-ci
peut atteindre jusqu'à trente minutes si l'on renou-
velle l'application du collyre.

La dilatation pupillaire produite par la cocaïne
est moins considérable que la dilatation atropique,
et de plus elle ne persiste guère au delà de huit à
dix heures : l'ésérine la fait disparaître rapidement.

Kœnigstein a signalé, en outre, la pâleur de la
conjonctive dûe à la constriction des vaisseaux,
phénomène qui a été observé également pour les
autres muqueuses.

Toutes les muqueuses, en effet sont impression-
nées dans le sens de l'analgésie et de l'hypophémie
par la cocaïne. Depuis longtemps Fauvel et Caupard
utilisaient l'action anesthésiante de la coca dans les
affections douloureuses du pharynx et du larynx ;
la decouverte de la cocaïne la fit appliquer avec
succès en badigeonnages dans les mêmes cas. Si
l'on badigeonne la muqueuse buccale avec une
solution à 5/100 les sensibilités générale et spéciale
sont diminuées, puis abolies au bout de quelques
minutes. Pour amener la même anesthésie sur les
surfaces pharyngo-laryngées, il est nécessaire d'employer une solution plus forte (10 à 20 pour cent).

L'insensibilité est prolongée lorsqu'on répète les badigeonnages trois ou quatre fois de deux en deux minutes.

La pituitaire est également impressionnée par la cocaïne, de même que l'œsophage, les cavités de l'oreille, l'urethre, la vulve, le vagin, le col utérin, l'anus, et cela à des degrés divers, mais toujours plus fortement au point d'application.

La peau elle même ne s'est pas montrée réfractaire à l'action de la cocaïne, et j'ai pu personnellement enlever un petit lipôme de la paupière inférieure après plusieurs badigeonnages successifs avec une solution à 5/100 sans que le patient manifestât une souffrance aiguë.

Effets généraux. — Pour Laborde, les deux phénomènes saillants de l'action générale de la cocaïne sont l'hyperexcitabilité neuro-musculaire et une analgésie généralisée. Ces faits ont été confirmés par les expériences de Bordereau et Coupard sur le cobaye, de Grasset sur le singe, de Vulpian sur la grenouille et par les recherches cliniques de Dujardin-Beaumetz, Gougenheim, Morselli, etc.

La cocaïne en injections sous-cutanées, accélère le rhythme respiratoire qui ne tarde pas à devenir irrégulier; le pouls devient plus fréquent et la tension sanguine dans les vaisseaux s'élève; la calorification est accrue, et cela d'autant plus que l'élévation thermométrique coïncide avec une déperdition plus grande de chaleur (Ch. Richet); et tandis que les autres sécrétions ne sont pas modifiées, la salivation devient plus abondante.

La perturbation du système nerveux central constitue la partie dominante de l'action de la cocaïne :

Coupard et Bordereau ont constaté chez un cobaye après une injection de 3 centigrammes, des convulsions généralisées particulièrement classiques avec opisthotonos. Grasset, expérimentant sur le singe, a déterminé des attaques convulsives sans noter l'hyperthermie. Cet auteur a constaté l'antagonisme qui existe entre le chloral et la cocaïne au point de vue thermique, tandis que l'antipyrine reste sans effet dans le même cas. Une violente impulsion motrice a été déterminée chez le lapin par Laborde.

A l'excitation initiale succède une période de dépression qui varie suivant la dose administrée depuis la simple paresse des membres jusqu'à l'immobilité complète ; les reflexes sont abolis. Enfin une dose mortelle détermine l'arrêt du cœur en diastole.

Il faut conclure de ce qui précède que la cocaïne doit être maniée avec réserve. Thourens et Laborde ont observé chez certains sujets, après une période d'excitation initiale, une phase de dépression avec vertiges, pâleur de la face, état nauséux, lypothymies.

Dujardin-Beaumetz a observé quatre fois l'état syncopal à la suite d'injections de cocaïne. C. Paul a vu des femmes nerveuses, sous la même influence, se montrer énervées au point d'en arriver à des attaques d'hystérie. Tout cela doit nous engager à surveiller attentivement l'état du système nerveux après les injections de cocaïne.

Mode d'action. — Des diverses opinions émises par les expérimentateurs au sujet du mode d'action de la cocaïne, la plus générale est celle qui attribue les effets de cette substance à une action directe sur les extrémités nerveuses, déterminant, avec l'insensibilité, la contraction des vaisseaux et par suite une anémie localisée ; on attribuerait à une anémie du cerveau, les désordres nerveux consécutifs aux injections sous-cutanées avec d'autant plus d'apparence de raison que ceux-ci se sont montrés chez les sujets qui avaient reçu l'injection debout, et jamais chez ceux qui étaient couchés au moment de l'expérience (D.-Beaumetz).

Thérapeutique. — En thérapeutique oculaire, la cocaïne peut être employée comme anesthésique opératoire ou comme analgésique dans les affections douloureuses de l'organe.

Dans le premier cas, après deux ou trois instillations successives de deux en deux minutes avec une solution au 5|100, l'opération de la cataracte peut être pratiquée sans aucune douleur. La section de l'iris reste douloureuse, mais on peut éviter cette souffrance en renouvelant l'application au moment de l'ouverture de la chambre antérieure.

Abadie a pu pratiquer dans l'anesthésie complète la ténotomie des muscles de l'œil en renouvelant les instillations à mesure qu'avançait l'opération, et Kœnigstein va plus loin en affirmant qu'il a pratiqué sans douleur, en suivant le même procédé, l'énucléation du globe oculaire. Dans tous les cas le fait avéré, c'est l'anesthésie complète de la cornée et

de la conjonctive pour toutes les opérations portant
exclusivement sur ces membranes. La cocaïne a été
employée comme analgésique dans la photophobie
et les maladies aiguës de l'œil ; mais ici le succès
n'est que partiel, l'action du médicament étant considérablement restreinte du fait de l'inflammation
de la conjonctive ou de la cornée.

Les affections de la muqueuse buccale ont bénéficié des propriétés de la cocaïne, et l'art dentaire
les a utilisées pour calmer les douleurs de l'extrac-
tion des dents ; l'amygdalotomie a été pratiquée
sans souffrances de la part du malade par Larmoyez,
et j'ai obtenu moi-même un résultat identique pour
l'avivement d'une perforation du voile du palais ;
le passage des aiguilles traversant le voile de part
en part fut seul douloureux, bien qu'à un faible
degré.

Le badigeonnage de l'arrière-gorge en supprimant les reflexes facilite l'examen laryngoscopique,
et les cautérisations du pharynx ou du vestibule de
la glotte. La même opération peut arrêter, chez les
tuberculeux, les vomissements qui suivent le repas ;
dans ce but, C. Paul a réussi avec des pulvérisa-
tions d'une solution au 1|50. Les vomissements in-
coercibles et l'œsophagisme sont justiciables des
mêmes moyens (Holtz-Domaschino).

Les opérations pratiquées dans les fosses nasales
sont rendues moins douloureuses par les badigeon-
nages préalables, avec la solution à 5|100 de cocaïne ;
et l'on a rapporté des cas de guérison de coryzas
aigus par l'emploi de la même solution, dûs à la
propriété mentionnée plus haut qu'a la cocaïne

d'anémier, localement les muqueuses au point d'application.

Dans les affections des oreilles on s'est bien trouvé des injections au vingtième pour les petites opérations concernant le conduit auditif externe, et l'on a été jusqu'à faire pénétrer le liquide dans l'oreille moyenne par la trompe d'Eustache pour calmer les douleurs de l'otite.

Grynfeldt de Montpellier a réussi à calmer un spasme douloureux de l'urèthre empêchant tout cachetérisme, par l'emploi d'une injection au 2|100. Le vaginisme et le prurit de la vulve ont été calmés ou amendés par la cocaïne, et Doléris a pu obtenir une diminution dans les douleurs de la parturition par le badigeonnage du col, alors que la dilatation avait atteint les dimensions d'une pièce de 2 francs.

Grasset a montré que l'injection sous-cutanée de cocaïne détermine une zone anesthésique qui permet de pratiquer sur la peau les opérations chirurgicales superficielles de peu de durée, et Hergott s'est bien trouvé des applications du même médicament en solution à 1 0|0 dans les gerçures douloureuses du mamelon.

Mode d'emploi. — Nous avons dit que la faible solubilité de la cocaïne lui faisait préférer son chlorhydrate et la solution est la forme qui convient le mieux. Celle-ci doit être dans la proportion de 5 0|0 pour l'anesthésie de l'œil, de la vulve, du vagin ou de l'urèthre. Pour agir efficacement sur les muqueuses olfactives, bucco-pharyngée, auditive, il faut élever le titre de la solution à 10 ou 20 pour 0|0.

En pommade, la cocaïne peut être incorporée à l'huile, à l'axonge, à la vaseline, à la lanoline. Si l'on veut avoir recours aux injections sous-cutanées de cocaïne pour anesthésier une région limitée de la peau ou pour calmer les douleurs névralgiques, il ne faut pas perdre de vue les accidents auxquels expose une telle conduite, et commencer toujours par des doses de 1 à 2 centigrammes presque toujours suffisantes.

Enfin disons pour terminer que dans les rares cas où l'on voudra agir directement sur la muqueuse gastrique pour calmer des crises de gastralgie, on pourra élever la proportion de cocaïne qui, dans ces circonstances a pu être donnée impunément aux doses de 50 centigrammes et même de 1 gramme.

DROSERA

Drosera rotundifolia, de la famille des droseracées.

Effets physiologiques. — Les propriétés corrosives du drosera sont connues depuis Linné qui avait conseillé l'application du suc de la

plante pour la destruction des verrues, et empiri-
quement le même médicament avait été employé
dans la bronchite catarrhale, la coqueluche et la
grippe. Mais c'est en 1878 seulement que le docteur
Louvet de Saint-Germain a attiré l'attention des
médecins sur l'action de cette plante. D'après lui,
si l'on administre la teinture de Drosera dans la
seconde période de la coqueluche, alors que la toux
devient nettement quinteuse, on obtient un soulagement marqué qui aboutit à la guérison en deux
ou trois semaines; dans tous les cas on prévient les
complications qui peuvent résulter de secousses de
toux trop fortes. Ces observations ont été confirmées
par D.-Beaumetz, C. Paul, Herard, etc... Le docteur
Lamare ajoute que le drosera manifeste son action
sédative sur les quintes qui accompagnent certaines
bronchites et la tuberculose, mais ici le résultat
serait moins constant et moins marqué.

L'insuccès qui a suivi l'emploi du drosera dans
les laryngites s'explique par le fait que le médicament agit exclusivement sur l'élément spasmodique
et nullement sur l'état anatomo-pathologique. Du
reste l'explication du modus agendi du drosera est
ignoré, car l'analyse chimique n'a permis de découvrir aucun principe auquel pût être rapportée
cette propriété.

Mode d'administration. — Curie a
montré par des expériences, en particulier sur lui-
même, que le drosera pouvait être donné sous forme
de teinture à des doses considérables; il est allé
jusqu'à prendre 100 grammes de cette teinture en
un seul jour. Lamare a constaté le même fait, et a

donné à des enfants de 7 ans jusqu'à des doses quotidiennes de 10 grammes de teinture de drosera ; toutefois il a reconnu que ces fortes quantités n'avaient pas d'avantages sur les doses inférieures (1 à 2 grammes).

P. Vigier a donné la formule de préparation de l'extrait de drosera qui sous un plus petit volume produirait les mêmes effets que l'alcoolature ; sa préparation préférée serait :

Extrait de drosera . . .   5 grammes
Poudre de réglisse . . .   9   —

Pour 100 Pilules

à prendre 4 ou 5 dans la journée.

DUBOISINE

—

Alcaloïde extrait du duboisia myoporoïdes, découvert à la fois par Petit en France, et par Gerrard en Angleterre. Elle est isomère avec l'atropine ($C^{34}H^{23}Az.O^6$) et présente les mêmes réactions

qu'elle, sauf la coloration brune que fournit l'acide
azotique avec la première, tandis qu'il ne colore pas
la seconde.

Effets physiologiques. — Bankroft fut
le premier à reconnaître au duboisia myaporoïdes
des propriétés analogues à celles de l'atropine :
Tweedy en Angleterre et Galezowsky en France
confirmèrent le fait (1878). Les premiers essais
avaient été tentés avec l'extrait; la découverte de
la duboisine le fit abandonner pour ce nouvel alcaloïde.

Localement la duboisine n'irrite pas même sous
forme d'injections sous-cutanées. Son action la plus
importante est celle qu'elle exerce sur l'œil. Elle
amène rapidement la paralysie de l'accommodation
et la mydriase bien mieux que ne le fait l'atropine,
et celle-ci se maintient plus longtemps à son maximum, quoique sa durée totale soit moindre qu'avec
l'alcaloïde de la belladone. Une autre supériorité de
la duboisine c'est de ne pas irriter la conjonctive
malgré un emploi continu et prolongé.

Les expériences sur les animaux à sang froid ont
prouvé que la duboisine accélère la circulation et
augmente la tension artérielle, en diminuant l'énergie respiratoire. tandis que chez l'homme celle-ci
est augmentée proportionnellement au travail du
cœur.

Avec une dose assez forte on obtient des rougeurs
scarlatiniformes sur toute la surface du corps.

Les secrétions, et en particulier la salive et la
sueur, sont diminuées ou supprimées comme avec

l'atropine, même après l'administration préalable de pilocarpine.

Le système nerveux est également paralysé par la duboisine : Gubler, Fauqué, Galezowski ont observé des accidents de cette nature, particulièrement chez les tuberculeux ou les sujets impressionnables.

Thérapeutique. — Nous avons dit que la paralysie plus rapide et plus complète de l'accommodation obtenue avec la duboisine la faisait préférer à l'atropine, avantage précieux pour la mensuration exacte de la réfraction chez les myopes et les hypermetropes.

En outre lorsque l'irritation conjonctivale s'oppose à l'emploi continu de l'atropine dans les maladies oculaires, la duboisine intervient efficacement en produisant les mêmes effets physiologiques, sans présenter les mêmes inconvénients. De rares exceptions sont venues infirmer cette règle de conduite.

Notons cependant que la duboisine a moins d'influence sur les yeux enflammés que sur ces mêmes organes à l'état sain, et que, comme agent destructeur des adhérences iriennes, elle ne s'est pas montrée supérieure à l'atropine.

Dans les sueurs profuses la duboisine peut être employée comme succédané de l'atropine, et Gubler a noté un cas où elle a montré des propriétés analogues à celles de la digitale, chez un tuberculeux dont elle a relevé le pouls en augmentant la sécrétion urinaire.

Dujardin-Beaumetz a employé la duboisine pour la cure du goître exophtalmique ; au début, la rougeur de l'œil, la dyspnée, l'angoisse précordiale ont diminué en même temps que la tumeur cessait de battre et que l'état général s'améliorait. Mais cette rémission n'a jamais été que passagère, au bout de quelques semaines les palpitations, l'exophtalmie et le mauvais état général ont reparu, seul le goître a été définitivement amélioré.

Desnos, qui a répété les mêmes expériences, a obtenu des résultats identiques.

Gubler a cherché à bénéficier de l'action stupéfiante de la duboisine sur le système nerveux et il a obtenu dans un cas de délire alcoolique avec l'injection sous-cutanée de 1 milligramme du médicament, la sédation qu'il avait en vain cherchée par l'administration de 5 centigrammes de morphine associés à 3 grammes de chloral.

Mode d'administration. — Le collyre le plus employé est le suivant :

Sulfate de duboisine . .	0,02 à 0,10 centigr.
Eau distillée	10 grammes

On peut aussi employer la pommade :

Vaseline	15 grammes
Sulfate de duboisine .	0,05 centigr.

A l'intérieur, contre les sueurs profuses, on peut utiliser les pilules contenant chacune 1/2 milligramme de duboisine à la dose de une à deux par jour. Il est toujours prudent de commencer par une de ces pilules.

On ne doit pas oublier que le médicament s'accumule dans l'organisme, et que des doses trop pré-

cipitées pourraient amener le collapsus et des
signes d'empoisonnement analogues à ceux produits par la belladone.

EUCALYPTUS-EUCALYPTOL

—

L'Eucalyptus-globulus, originaire de l'Australie,
croît assez bien dans le midi de la France, et surtout
à Nice, où l'on en voit de beaux échantillons; il
appartient à la famille des myrtacés. ·

Thérapeutique. — L'Eucalyptus passe
pour assainir les lieux infectés par le miasme palu-
déen, et l'inhalation de l'odeur propre qu'il dégage
est considérée comme un moyen d'éviter les accès
de malaria. Il produit dans l'organisme une stimulation générale qui a été mise à profit. Toutefois la
poudre d'Eucalyptus (feuilles) est peu employée.

La teinture est d'un emploi plus généralisé, et
répond à des indications plus variées; elle peut être
utilisée à l'intérieur contre le catarrhe bronchique

avec expectoration fétide, et alors elle agit, en s'éliminant par les voies respiratoires, comme un désinfectant. Elle donnerait aussi quelques succès dans le traitement du catarrhe utérin.

A l'extérieur, on s'en est servi pour combattre l'ozène, mais avec peu de succès. Dans le pansement des plaies atones, elle réveille la vitalité des tissus, et à ce titre elle mérite d'être classée parmi les excitants locaux des plaies, les plus avantageux ; bien que ses propriétés antiseptiques aient été un peu exagérées. Pour nous, dans certains cas, le spray avec la teinture d'Eucalyptus au 1,30 nous a rendu d'incontestables services, surtout dans la laryngite tuberculeuse.

Dans un cas de variole confluente chez une jeune fille de treize ans, nous avons eu la patience de toucher journellement les pustules du visage, à partir du moment où l'ombilication s'était produite, jusqu'à celui de la dessication complète avec un pinceau trempé dans la teinture d'Eucalyptus ; le succès a couronné notre essai, et après guérison complète de la maladie, il ne restait sur le visage de notre malade aucune trace cicatricielle de son affection.

Les feuilles d'Eucalyptus, donnent par distillation, une huile essentielle : l'Eucalyptol. Celui-ci est un corps légèrement jaunâtre, liquide, d'une odeur spéciale et très forte, d'une saveur brûlante, et qui est considéré par certains chimistes comme un mélange de thérébentine et de cymène.

Comme désinfectant local, l'Eucalyptol a reçu peu d'applications, si ce n'est incorporé dans des pessaires médicamenteux. A l'intérieur, sa saveur désagréable le rendait répugnant aux malades qui ne l'acceptaient qu'avec difficulté, même en capsules gélatineuses. La découverte de la vaseline liquide, a permis d'employer l'Eucalyptol en injections sous-cutanées, devenues par ce moyen tout à fait inoffensives; à propos de ce véhicule nous donnerons la formule de ces injections. Par ce moyen, au bout de très peu de temps, l'haleine du malade prend l'odeur caractéristique de la substance qui s'élimine presque en entier par la surface pulmonaire; on a pu ainsi guérir des bronchites chroniques fétides, et améliorer l'état des phtisiques qui ont vu leur toux se calmer, en même temps que diminuait l'expectoration. Toutefois, de là à un remède souverain de la tuberculose pulmonaire, le chemin reste long à parcourir.

L'Eucalyptol a été essayé contre la blennorrhagie à titre de désinfectant.

Mode d'emploi. — *Doses.* — La poudre de feuilles d'Eucalyptus se prescrit à la dose de 1 à 10 grammes par jour, en nature ou incorporée dans un opiat.

La teinture peut être prise à la dose quotidienne de 1 à 10 grammes dans une potion gommeuse.

Quant à l'Eucalyptol, nous avons vu qu'il peut être pris sous forme de capsules, et cela jusqu'à 1 à 2 grammes par jour, ou en injections sous-cutanées, en dissolution dans la *vaseline liquide médicinale*.

L'emploi de vapeurs d'Eucalyptol en lavements

contre les affections pulmonaires n'a donné que de
médiocres résultats, en échange d'une irritation
fâcheuse de l'intestin.

HAMAMÉLIS VIRGINICA

—

Plante de la famille des saxifragées qui croît aux
États-Unis et particulièrement dans l'état de Virginie.

Analysée, elle n'a pas donné d'alcaloïde, mais seulement une huile essentielle à laquelle on attribue,
hypothétiquement les propriétés médicinales de la
plante concentrées dans les feuilles et l'écorce.

Effets physiologiques. — Connue et
appliquée de temps immémorial par les Indiens,
cette plante a été l'objet, dans ces dernières années,
de nombreux travaux. Hugues et Prestan (1874) ont
fait connaître son action contre les hémorrhagies
hémorrhoïdaires, et Hale (1870) regarde l'hamamelis
comme décongestionnant hémostatique et sédatif et

en recommande l'emploi dans les affections du système veineux, contre les hémorrhagies passives et dans un certain nombre d'affections douloureuses. Massis rapporte des succès merveilleux qu'il aurait eus dans le traitement des varices, par l'administration interne de l'hamamelis de Virginie. Le même enthousiasme se retrouve chez la plupart des médecins américains.

En France les études sur l'hamamelis ont été surtout faites par Campardon, D.-Beaumetz, Serrand, Tison.

Guy a montré, par des expériences sur la grenouille et le lapin, que cette plante n'est pas toxique, même à doses élevées. Du reste on n'avait jamais jusqu'alors signalé d'accidents à la suite de l'emploi de ce médicament.

L'action de l'hamamelis s'exerce surtout sur le système veineux, et c'est particulièrement contre les hémorrhoïdes qu'elle s'est montrée profitable, surtout quand, à l'usage interne, on ajoute l'application de suppositoires ou de pommades loco dolenti. En peu de jours le flux sanguin est supprimé, les douleurs cessent, les bourrelets sont affaissés.

Dans les varices, l'action est moins certaine, et, à côté des succès obtenus par certains médecins, il faut citer les résultats à peu près nuls rapportés par Dujardin-Beaumetz; la disparition de la douleur dûe à la phlebectasie est le phénomène qui s'observe le plus souvent.

La congestion locale bénéficie jusqu'à un certain point du traitement par l'hamamelis, par suite de l'action constrictive que celle-ci exerce sur les vaisseaux; c'est ainsi qu'ont pu être enrayées dès leur début, la métrite parenchymateuse, l'ovarite, l'épididymite, l'orchite.

Comme hémostatique l'hamamelis n'est pas un moyen supérieur aux astringents usités en pareil cas.

En somme, l'introduction de cette substance dans la thérapeutique française a soulevé au début un enthousiasme dont il a fallu beaucoup rabattre. Toutefois on aurait tort de se priver de ce secours dans certains cas spéciaux, tels que les congestions hémorrhoïdaires, et le début des inflammations.

Mode d'administration. — Pour l'usage interne on emploie beaucoup l'extrait fluide qui contient 10 0/0 d'alcool à la dose d'une cuillerée à café toutes les trois heures : cette préparation désagréable au goût a besoin d'être masquée par un véhicule approprié.

La teinture a été prescrite surtout par Campardon qui la donnait à la dose de 5 gouttes répétée souvent dans la journée (jusqu'à 10 gouttes).

A l'extérieur on peut employer la pommade suivante :

Teinture d'hamamelis. . .	3 à 4 grammes
Axonge	30 —

Et les suppositoires :

Extrait d'hamamelis . . .	0,10 centigr.
Beurre de cacao	5 grammes

ou bien encore une forte décoction sous forme de lotions.

HÉLÉNINE

—

L'hélénine est une huile concrète fournie par la racine de l'aunée (*Inula Helenium*) de la famille des composées.

Elle se présente sous l'aspect de cristaux blancs semblables à ceux du sulfate de quinine, d'une saveur amère, d'une odeur aromatique; elle est insoluble dans l'eau, mais soluble dans l'alcool et l'éther.

Thérapeutique. — Cette substance a obtenu, dès son apparition, une grande vogue chez les médecins Espagnols qui l'ont présentée comme un spécifique des bacilles de la tuberculose. Ingérée, elle donne lieu à des vomissements pour peu que la dose soit élevée ; et les enfants surtout montrent beaucoup d'intolérance pour ce médicament.

Dans les affections pulmonaires, elle agit comme antiseptique et comme antiputride : la première de ces propriétés lui a valu, avons-nous dit, d'être

employée contre la phtisie pulmonaire, avec toute
l'apparence d'un spécifique : sous son influence les
malades voient leur toux et leur expectoration diminuer, en même temps que se relèvent l'appétit et
les forces; mais cette amélioration est de peu de
durée, et la seule amélioration persistante apportée
par l'hélénine à l'état du patient consiste dans la
diminution des crachats et de leur fétidité. Aussi
l'hélénine paraît-elle indiquée avec plus d'avantage
dans la bronchorrhée ou la gangrène du poumon.
Dans la plupart des cas, cette dernière affection a été
sensiblement modifiée par l'emploi de l'hélénine.

Les propriétés antiseptiques et antiputrides du
médicament l'ont fait essayer par Korab dans les
diarrhées infantiles, et cet auteur se loue de cette
pratique.

Le docteur Obiel a appliqué sur les fausses membranes de la diphtérie une solution d'hélénine dans
l'huile d'amandes douces ; toutes les quatre heures
cet attouchement était répété, et le traitement se
complétait par l'administration de l'hélénine à l'intérieur. Cette méthode avait complètement échoué
entre les mains de son auteur, lorsque le début de
la maladie remontait déjà à cinq ou six jours.

L'hélénine que l'on emploie doit être pure, et les
qualités qu'elle doit offrir pour réaliser cette condition sont : d'être parfaitement blanche, de ne pas
avoir d'odeur résineuse et de ne pas troubler le
liquide quand on la mélange à l'eau ou à l'alcool.

Dozes. — La dose quotidienne ne devra pas
dépasser dix centigrammes. Pour prévenir les vomis-

sements il est bon de fractionner cette quantité, en la donnant à trois ou quatre reprises. Une des meilleures formules dans laquelle l'hélénine sera associée avec d'autres préparations ayant pour but de s'adresser aux affections pulmonaires, est la suivante :

Hélénine.	0,40 centigr.
Terpine	4 grammes
Créosote	0,60 centigr.
Véhicule	9 s.

Divisez en 25 pilules

Prendre 4 ou 5 de ces pilules dans la journée.

HYPNONE

L'hypnone, appelée encore acétophénone, phénymethylacétone, a été découverte en 1857 par Friedel, et étudié au point de vue thérapeutique, dans ces derniers temps, par Dujardin-Beaumetz et son école.

Action physiologique. — De leurs expériences sur les animaux, les docteurs Mairet et Combemale, de Montpellier, ont pu conclure aux faits suivants :

Les effets immédiats de l'hypnone chez les animaux, à part un peu de somnolence passagère, laissant les sens en éveil et ne survenant qu'après des troubles assez graves, n'ont rien de commun avec le sommeil. L'acétophone ne serait toxique qu'à un faible degré, mais à ce point de vue il est des effets consécutifs qui doivent rendre circonspects dans l'administration de cette substance. Lorsqu'un animal a pris une forte dose d'hypnone et qu'on le suit pendant plusieurs jours, on constate une perte de poids, et une diminution de l'hémoglobine; il en est de même lorsqu'on fait ingérer chaque jour à un chien des doses relativement faibles d'acétophénone.

Chez l'homme les effets sont différents :

Au bout d'un temps qui varie entre vingt minutes et une heure, l'hypnone produit le sommeil, qui est calme, profond, suivi d'un réveil facile, sans état nauséeux ni inappétence comme cela arrive avec le chloral et la paraldéhyde ; quelquefois on constate de la céphalalgie au niveau des arcades sourcilières.

Quelques sujets sont complètement réfractaires à ce médicament.

L'hypnone n'a pas d'effet analgésique, mais elle augmente celui du chloroforme. Elle paraît agir sur les éléments nerveux en diminuant leur excitabilité;

et de plus elle abaisse la pression sanguine, condition indispensable pour la production de l'hypnose.

L'action de l'hypnone sur l'estomac est à peine marquée, quelquefois seulement un peu de chaleur épigastrique et des nausées survenant surtout quand l'hypnone est associé à l'éther dans les capsules.

Sur le sang, l'hypnone produirait les effets suivants d'après les recherches de Quinquaud et Laborde : sous l'influence d'une injection dans le torrent circulatoire, de 2 à 3 centimètres cubes d'hypnone, chez un chien, on constate toujours une augmentation de l'acide carbonique dans le sang artériel; on constate également une plus grande consommation d'oxygène; on obtient donc les phénomènes d'asphyxie quand la dose est suffisante. La fonction glycogénique du sang est doublée.

Tous les animaux qui ont servi aux expériences de ces auteurs, ont succombé, ce qui suffirait à engager à la prudence dans le maniement de ce médicament.

Thérapeutique. — L'action hypnotique de l'acétophénone pourra être utilisée dans l'insomnie nerveuse, provoquée par les excès alcooliques ou l'excès de travail intellectuel. Dans ces cas l'hypnone se montrerait supérieure aux autres moyens, à condition que le malade n'aura pas été soumis antérieurement à un traitement prolongé par la morphine. L'état fébrile contre indique l'emploi de l'hypnone.

Mode d'action. — Bien des modes de préparations ont été proposés pour l'administration de l'hypnone. De tous, le seul qui est resté est la forme de perles ou capsules contenant 5 centigrammes de substance active.

La dose maximum est de 50 centigrammes, mais on doit d'emblée donner de 20 à 40 centigrammes si l'on veut réussir à provoquer le sommeil.

ICHTYOL

—

L'ichtyol est un médicament nouveau dont l'introduction dans la thérapeutique est due surtout aux travaux de l'Unna, de Hambourg. La découverte en est due à Schrœtter, qu'il l'a retiré par distillation d'une roche bitumineuse trouvée en 1881 près de Seefeld, en Tyrol. Le bitume de cette roche ne serait autre chose que le résidu de matières animales décomposées provenant de poissons et d'animaux préhistoriques. Cette hypothèse est basée sur la présence d'un grand nombre de fossiles et d'empreintes de poissons dans les couches de la roche bitumi-

neuse en question; de là le nom d'ichtyol donné à
la nouvelle substance médicamenteuse.

Celle-ci se présente sous la forme d'une masse
molle noirâtre, de consistance analogue à celle de la
vaseline ou d'une huile épaisse, et d'un aspect rappelant celui du goudron. Son odeur est spéciale,
forte et désagréable; sa composition chimique est
mal définie, mais elle renferme du soufre et du
phosphore en quantité notable.

L'ichtyol s'émulsionne dans l'eau, mais il est
soluble en partie dans l'éther et dans l'alcool; un
mélange de ces deux corps le dissout complétement;
il est miscible en toutes proportions avec la vaseline
et les huiles.

Thérapeutique. — L'ichtyol a été employé
contre les maladies de la peau et dans certaines
affections internes.

I. — Unna se servit d'abord de l'ichtyol contre
un psoriasis invétéré sans résultat, puis il l'appliqua
contre l'eczéma et, dans une trentaine de cas consécutifs, il obtint des remarquables succès. Parmi ces
cas se trouvent des eczémas humides du bras et de
la main, un eczéma papuleux avec prurit intense,
plusieurs eczémas ambulatoires du membre inférieur, deux eczémas humides de la tête chez les
enfants, un eczéma très étendu chez un enfant de
trois mois.

La forme sous laquelle le médicament était
appliqué était une pommade à 5 0/0, dose qu'il éleva
ensuite à 10, 15, 20 pour 100, et il constata la rapidité d'action de l'ichtyol pour dessécher l'eczéma,

apaiser la douleur et calmer les démangeaisons.
Dans quelques cas l'ichtyol fut utilisé sous forme de
spray, en solution dans un mélange d'éther et
d'alcool.

Unna fait observer que l'effet produit dépend du
dosage de la substance, et il conseille, après avoir
débuté par une dose moyenne, d'employer des proportions décroissantes comme desséchant et calmant
une fois obtenu le premier effet désiré. D'ailleurs,
l'état de l'épiderme devra servir de guide ; plus
celui-ci sera sain et ferme, plus les doses devront
être élevées; ainsi pour un aczéma sec on emploiera
une pommade à 50 0/0, tandis qu'on ne se servira
que d'une pommade à 20 0/0 dans l'eczéma humide.

L'effet le plus saillant et le plus rapide de l'ichtyol
est de calmer les douleurs et démangeaisons.

Cette substance n'est nullement incompatible
avec les préparations plombiques ou mercurielles,
et l'on peut, dans quelques cas, tirer avantage de
leur action simultanée.

La formule recommandée par Unna est la suivante :

Litharge.	10 grammes
Vinaigre.	30 —

Faites bouillir jusqu'à réduction d'un tiers, et ajoutez ;

Huile d'olives.	
Axonge.	da 10
Ichtyol	

f. s. a. une pommade.

L'ichtyol s'est montré favorable entre les mains

de plusieurs dermatologistes contre le favus, l'acné, le prurigo.

II. — Le rhumatisme a bénéficié dans quelques cas de l'action thérapeutique de l'ichtyol ; le rhumatisme aigu d'intensité moyenne traité par des applications biquotidiennes d'une pommade au 10/100, avec enveloppement de l'articulation par des feuilles de coton a été aussi vite guéri que par l'emploi de l'acide salicylique.

Le rhumatisme chronique demande une pommade dans des proportions plus fortes : 20, 30, 50 0/0. Dans les formes torpides on peut appliquer l'ichtyol pur en ayant soin de laver la peau avec de l'eau savonneuse avant chaque application.

Dans la douleur rhumatismale du cuir chevelu, Unna a obtenu des résultats rapides au moyen de la solution suivante en lotions ou sous forme de spray :

Ichtyol	10 grammes
Huile de ricin	20 —
Alcool.	100 —

Certains rhumatisants ont accusé un grand soulagement des douleurs à la suite d'inhalations d'ichtyol, et Unna a employé avec succès le même mode d'administration dans des cas de grippe et de catarrhe bronchique avec fièvre et douleurs articulaires généralisées. L'inhalation se fait par la simple inspiration de vapeur d'eau chargée de vapeur d'ichtyol. Il suffit de mêler une cuillerée à bouche d'ichtyol à 1 ou 2 litres d'eau, de faire chauffer doucement le mélange et d'en aspirer les vapeurs.

Ce procédé a pleinement réussi dans des cas de

coryza récent avec sécrétion abondante, et de catarrhe du larynx et de la trachée, accompagné d'une hypersécrétion abondante.

Un coryza au début est souvent arrêté par une inhalation de dix à quinze minutes.

Dans l'angine au début, la solution précédente employée en badigeonnage a donné de bons résultats, ainsi que les pulvérisations avec la préparation qui suit :

Ichtyol. . . . .   5 grammes
Ether sulfurique . . . . ⎫
Alcool . . . . ⎭   ãa 50 grammes

Une pulvérisation à toutes les heures

L'inconvénient reproché à l'ichtyol en applications externes est la production d'une éruption miliaire ; on peut l'éviter en supprimant les pansements propres à provoquer la sueur (taffetas gommé, ouate, etc.,) ou bien en mélangeant à la solution d'ichtyol une préparation de chaux, comme dans la formule suivante :

Ichtyol. . . . . . .   10 grammes
Huile d'olives . . . . ⎫
Eau de chaux. . . . . ⎭   ãa 100 grammes

D'un autre côté on peut également supprimer l'odeur peu agréable de ce médicament par l'addition d'une solution alcoolique de cumarine et de vaniline.

IODOL

—

La découverte de l'iodol ou tétraiodopyrrol remonte à peine à 1883 et elle est due à Silber et Ciamician; sa formule est C $^{1/4}$ Az H.

L'iodol est une poudre légèrement brune, amorphe, presque sans saveur, et d'une odeur quelque peu analogue à celle de l'huile essentielle de thym. Exposé à la lumière, sa couleur devient plus foncée. Il est presque insoluble dans l'eau, peu soluble dans les alcools, soluble dans l'éther et les solutions alcalines.

Thérapeutique. — L'iodol passe pour un antiseptique au même titre que l'iodoforme; on a même voulu lui attribuer une action plus puissante qu'à ce dernier, ce qui n'a pas encore été définitivement prouvé; les souls avantages qui lui sont incontestablement reconnus, sont l'absence d'une odeur désagréable, et de ne pas amener des phénomènes d'intoxication.

L'emploi de l'iodol est indiqué dans le pansement des plaies spontanées ou chirurgicales; il agirait comme l'iodoforme, par la mise en liberté lente de petites quantités d'iode.

Mode d'emploi. — L'iodol s'emploie en poudre impalpable à la surface des plaies. Nous ne saurions trop recommander la formule suivante pour le pansement des plaies phagédéniques ou du chancre :

Iodol	3 grammes
Calomel	3 —
Acide phénique cristallisé .	0 50 centigr.

m. s. a.

En solution alcoolique, pour imbiber les pièces du pansement ou pour laver les plaies on peut user de la formule ci-dessous :

Iodol	3 grammes
Alcool :	40 —
Glycérine.	5 —

On peut également préparer une gaze ou un coton à l'iodol, en imbibant ces pièces du mélange suivant :

Iodol	
Résine	âa 1 à 2 grammes
Glycérine	
Alcool	10 grammes.

JEQUIRITY

--

Nom vulgaire donné par les brésiliens à l'*abrus precatorius* ou *liane à réglisse* qu'ils emploient depuis fort longtemps contre les ophtalmies, et que de Weeker a eu le mérite de faire connaître en France.

En 1882, cet auteur fit connaître à l'académie le résultat de ses expériences d'après lesquelles le lavage des yeux avec une macération de graines de jequirity provoquerait une ophtalmie purulente capable, en se résolvant, d'amener la guérison des granulations conjonctivales en améliorant l'état de la cornée.

Peu après Moura-Brazil écrivit à l'académie pour réclamer la priorité dans l'emploi du jequirity en détaillant les succès qu'il avait obtenus par ce moyen depuis plus d'une année.

L'autorité de Weeker contribua à exciter dans le monde des ophtalmologistes, un enthousiasme facile

5

à comprendre si l'on songe à la difficulté de guérir l'ophtalmie granuleuse. En France, en Belgique, en Allemagne les expériences se multiplièrent, mais on ne tarda pas à revenir de l'engouement du début, en présence de nombreux insuccès.

Mode d'emploi. — On utilise les graines de jequirity de la façon suivante : on laisse macérer durant 24 heures les semences dans l'eau froide, dans la proportion de 2, 3 ou 5 0/0, on filtre et l'on emploie immédiatement : pour cela, avec une éponge on lave la face interne des paupières et l'on irrigue les culs-de-sac conjonctivaux.

Il est plus avantageux d'utiliser la macération à froid que de se servir d'eau chaude, et, détail à noter, il faut employer le liquide presque aussitôt après sa préparation, sous peine de lui laisser perdre son activité. De même l'addition de substances antiseptiques doit être proscrite.

Les applications surtout fortes (5 0/0) doivent être espacées, et l'on doit attendre, avant d'en commencer une nouvelle, que la dernière ait produit son effet maximum, ce qui demande de vingt-quatre à trente-six heures. En négligeant ce point de pratique on s'exposerait à voir survenir les accidents cornéens qui parfois ont été signalés.

Effets physiologiques. — De Wecker nous dit : « Incontestablement les lotions avec la macération de graines de jequirity donnent une ophtalmie purulente de nature croupale dont on peut doser l'intensité suivant le nombre de lotions qu'on fait, et suivant la force de la solution qu'on emploie. Incontestablement la cornée ne court aucun risque pendant l'évolution de l'ophtalmie. »

La douleur immédiate au point d'application est nulle ; elle ne s'éveille qu'au bout d'environ trois heures. L'hyperhémie se manifeste d'abord, puis la tuméfaction ; les paupières deviennent luisantes ; un liquide purulent sort de l'œil, et l'ophtalmie artificielle atteint son maximum au bout de vingt-quatre heures. Une fausse membrane blanchâtre tapisse la conjonctive tarsienne, et si on enlève cette membrane elle se reproduit dans le jour suivant : au-dessous d'elle la conjonctive est boursouflée, sanguinolente. Si l'inoculation jequiritique a été trop forte il peut survenir du chémosis et, alors, malgré l'opinion de de Wecker, il est certain que la cornée court des dangers. Toutefois, la facilité de doser le médicament met à l'abri de pareilles complications, la réaction étant constamment proportionnelle au degré de concentration du liquide.

L'inflammation provoquée est d'autant plus aiguë que l'état de la conjonctive l'est lui-même davantage, et le badigeonnage avec un pinceau dur augmente encore cette acuité.

Au bout d'un septennaire, commence la résolution de l'ophtalmie jequiritique ; les symptômes s'amendent d'eux-mêmes, sans traitement, et, au bout de deux ou trois semaines, tout est rentré dans l'ordre.

Les accidents généraux sont peu marqués : un peu de fièvre, de la céphalée et parfois quelques vomissements.

Ajoutons que la conjonctive n'est pas seule

influencée par le jequirity : les autres muqueuses
présentent les mêmes phénomènes réactionnels ;
ainsi que la peau, celle-ci à un moindre degré.

Mode d'action. — L'examen micrographique, joint à une expérimentation physiologique,
ont montré que l'action spéciale du jequirity est due
à un microbe particulier que Sattler a décrit en
1883 : celui-ci, cultivé, a donné naissance à des produits qui, transportés sur la conjonctive d'animaux,
ont reproduit, dans son intégrité, l'ophtalmie croupale jequiritique ; d'un autre côté, la macération des
graines d'abrus precatorius perd ses propriétés irritantes, lorsqu'on l'a portée à l'ébullition.

Les expériences de Cornil et Berlioz viennent
confirmer cette théorie : les auteurs injectant, sous
la peau de poules, quelques gouttes de la macération,
ont observé chez ces animaux les mêmes phénomènes que ceux produits par le choléra ; de plus, la
réaction locale était constamment très vive. Introduite dans la cavité peritonéale, la même macération donnait lieu à une inflammation croupale.
L'injection de plus de dix gouttes amenait toujours
la mort de l'animal.

Dans leurs expériences, MM. Corvil et Berlioz ont,
dans quelques cas, observé le fait que l'on a parfois
constaté chez l'homme, à savoir qu'une première
inoculation produit l'immunité pour les inoculations
suivantes :

*Aucun des phénomènes précédents ne s'est manifesté quand la macération avait été au préalable
stérilisée.

Malgré ces expériences concluantes, quelques médecins (Bruglants, Schmidt et surtout Deneffe) n'ont voulu voir dans la production de l'ophtalmie jequiritique qu'une simple action chimique, mais cette action a été victorieusement refutée par une ingénieuse expérience de Martineau qui, introduisant dans le vagin d'un certain nombre de femmes de fortes doses de jequirity, n'a jamais vu l'inflammation se produire qu'autant qu'un courant d'air était dirigé et maintenu dans les cavités imprégnées du liquide, fait qui ne saurait s'expliquer dans l'hypothèse d'une action chimique.

Application thérapeutique. — L'indication capitale du jequirity se pose dans l'ophtalmie granuleuse : vanté par les uns, repoussé par d'autres, ce médicament a incontestablement une valeur que lui reconnaissent la plupart des ophtalmologistes.

Laissons parler de Weeker :

« Incontestablement l'ophtalmie jequiritique guérit rapidement les granulations, et, même si on la reproduit plusieurs fois, elle agit avec beaucoup moins de dangers et de désagréments pour le patient, que l'inoculation blennorrhagique, car toujours elle disparaît sans l'intervention d'aucun traitement.

Après un emploi rationnel, suffisamment énergique du jequirity, la conjonctive précédemment hérissée de granulations n'est pas absolument saine; mais elle est uniformément recouverte d'un épithelium lisse, la cicatrisation des granulations est en pleine voie d'évolution, de façon qu'aucune inter-

vention nouvelle n'est nécessaire pour activer cette
guérison et hâter la disparition progressive des
altérations que la maladie a produites sur la
cornée. »

Le jequirity réussit principalement dans la forme
sèche, chronique de l'ophtalmie granuleuse, s'ac-
compagnant de pannus rebelle, et la cornée est ici
à l'abri d'accidents nouveaux compromettant son
existence ou sa vitalité; c'est, en somme, le meilleur
agent que nous ayons à notre disposition contre les
trachomes conjonctivaux et cornéens. Il n'en est
plus de même dans les cas de conjonctivités granu-
leuses légères, à leur début, où le jequirity le cède
en efficacité au sulfate de cuivre, à l'acétate de
plomb.

Le jequirity est, en outre, formellement contre
indiqué par la purulence de la conjonctive quelle
que soit sa nature, et il faut être prévenu que l'inoculation blennorrhagique dans un œil précédemment soumis au jequirity, amène des résultats
déplorables.

En regard des succès publiés par un grand
nombre d'ophtalmologistes, il faut citer l'opinion de
ceux qui se sont moins bien trouvés de l'emploi du
jequirity :

Terrier se montre peu satisfait de ses expériences
personnelles ; Galezowski prétend qu'après une
amélioration de courte durée, la maladie reprend
ses caractères et sa ténacité; Gayet n'a pas eu à se
louer du jequirity et Deneffe le repousse comme
absolument inefficace; mais ces critiques ne sauraient faire réprouver un médicament qui, pour être

une ressource extrême, n'en a pas moins été dans bien des cas un moyen héroïque.

Comme autres applications du jequirity, citons celle qu'en a faite Tangenam dans l'otite moyenne purulente : après l'injection de la macération dans le conduit auditif externe, il a vu se développer une violente inflammation de ce conduit, et la fin de l'inflammation a marqué celle de l'otite. Les résultats auraient été surtout remarquables dans les cas de fongosités de l'oreille moyenne.

Shœmaker a eu l'idée d'appliquer le jequirity à la cure des néoplasmes de la peau : *lupus, epithelioma, papillome*, etc. Pour cela il applique une macération de graines concentrée : en quelques heures, les produits de l'inflammation artificielle forment une espèce de cuirasse dont on facilite la chute par des cataplasmes émollients ; au-dessous on trouve la plaie en voie de cicatrisation ; l'auteur cite plusieurs cas de succès à l'appui de son dire. Il conseille, d'ailleurs, d'user avec prudence de ce procédé susceptible d'amener chez les sujets irritables des troubles locaux ou généraux d'une certaine gravité.

KAÏRINE

—

Découverte par Otto Fischer (de Munich) en 1882, la kaïrine n'est autre chose que le chlorhydrate d'un alcaloïde dont la désignation chimique est l'oxyhydrométhylquinoléine ($C^{20}H^{13}AzO^2$). Elle se présente sous l'aspect d'une poudre très fine, jaune clair, d'odeur légèrement musquée, de saveur peu aromatique et très amère, insoluble dans l'éther, très soluble dans l'alcool et l'eau ; ces dernières solutions s'altèrent vite à l'air libre.

Expérimentée d'abord par Filehne d'Erlangen qui lui reconnut des propriétés antipyrétiques puissantes, elle fut l'objet de recherches de la part d'Hallopeau, [Brouardel, Girat, etc... en France, et à l'étranger, de Merkel, Renzy, Morokowitz, etc., qui, tout en reconnaissant sa valeur, ont mis à jour les nombreux inconvénients qui résultent de son emploi.

Effets physiologiques. — La kaïrine agit sur toutes les grandes fonctions de l'économie, et il est utile de passer en revue l'influence qu'elle exerce sur chacune d'elles :

1° *Calorification.* — La kaïrine détermine chez les animaux à sang chaud une chute thermométrique rapide mais fugace : Girat et Conscience, à qui l'on doit les expériences les plus suivies à ce sujet, ont noté qu'à l'état sain il fallait employer des doses massives pour obtenir un abaissement de température de un degré, et que pour faire descendre le thermomètre à une limite plus basse, il était nécessaire d'atteindre les doses toxiques : une exception doit être faite en faveur du chien, chez lequel on a pu déterminer des chutes de 4,6 et même 9 degrés. Le début de l'hypothermie a toujours été marqué par des frissons intenses qui ont reparu au moment de la réascension ; en outre, la congestion rénale et la présence du sang dans l'urine constatées à l'autopsie ont montré aux expérimentateurs que la kaïrine à haute dose est irritante pour les voies de son élimination.

Filehne avait déjà remarqué que l'homme sain était peu ou pas influencé, au point de vue de sa température par de faibles doses de kaïrine, contrairement à ce qui a lieu chez le fébricitant où l'hypothermie est constante.

2° *Circulation.* — Sauf de rares exceptions, on peut dire que le pouls est modifié dans le sens de la température. La tension artérielle est constamment diminuée, soit primitivement, soit après une légère augmentation, et, à l'autopsie des animaux ayant

succombé à des doses toxiques, on a trouvé le cœur
en diastole et plein de caillots.

3° *État du sang.* — La kaïrine est un désoxydant
énergique du sang; elle diminue sensiblement dans
ce liquide la proportion d'oxygène et d'acide carbonique.

Le sang des animaux intoxiqués par cette substance est noirâtre et se coagule avec facilité; un
courant d'air ou même d'oxygène est impuissant à
lui rendre sa coloration rouge ; les hématies sont
aussi modifiées dans leur couleur et dans leur forme.
L'analyse spectrale a montré que ces modifications
sont sous la dépendance d'une action destructive de
la kaïrine sur l'hémoglobine qu'elle transforme en
méthémoglobine.

4° *Respiration.* — Le rhythme respiratoire suit à
peu près les fluctuations du thermomètre ; de plus
il devient court, saccadé, pénible.

Conscience a de plus constaté qu'à l'abaissement
de température correspond toujours une diminution
des échanges gazeux à la surface de la muqueuse
pulmonaire.

5° *Appareil digestif.* — Les troubles provoqués
par la kaïrine dans l'appareil digestif sont peu considérables, mais il faut signaler le goût extrêmement
amer de la substance, la saveur successivement
chaude et fraîche éprouvée à la langue, et la teinte
bleuâtre qui s'étend rapidement à toute la muqueuse
buccale et peut se propager au tégument externe,
indice certain de la difficulté des phénomènes d'oxy-
dation.

6° *Système nerveux.* — Après les injections sous-

cutanées de kaïrine surviennent des convulsions,
des mouvements épileptiformes, de la contracture,
auxquels succède la résolution musculaire qui peut
varier de la simple parésie à la paralysie complète.
Les désordres de la sensibilité limités au membre
ou à la région injectés, consistent en une diminution
de cette propriété qui peut aller jusqu'à l'anesthésie, et, sous l'influence de hautes doses, s'étendre
aux autres régions du corps.

Les pupilles sont contractées.

7° *Sécrétions.* — La kaïrine s'élimine surtout par
les urines, et celles-ci éprouvent, du fait de cette élimination, des modifications considérables : la quantité d'urée est d'autant plus diminuée que l'abaissement de la température a été plus prononcé ; la
couleur de l'urine est vert foncé ou noirâtre ; les
pigments biliaires s'y trouvent en abondance, et
souvent aussi des globules sanguins; l'acidité n'est
pas augmentée.

Toutes les autres sécrétions sont accrues.

Rougi, et après lui Conscience, ont démontré que
la kaïrine jouit de propriétés antiputrides marquées.

Thérapeutique. — La kaïrine est un anti-
pyrétique puissant, mais son action est vite épuisée.
Avec une dose de 30 à 50 centigrammes l'effet antithermique se manifeste au bout d'une demi-heure,
et l'abaissement atteint un demi degré et davantage
si l'on répète cette dose chaque heure et demie; à la
troisième ou quatrième la température est revenue
à la normale; si l'on cesse le remède, au bout de
deux à trois heures la température remonte à son

point initial, et il est nécessaire, pour maintenir l'antithermie, de continuer à donner à intervalles rapprochés la kaïrine, quoique à doses moindres.

Ce que nous venons de dire s'applique uniquement au fébricitant.

Chez les malades affaiblis on doit rechercher l'abaissement de la température avec des doses plus petites (0,15 à 0,20) et maintenir la chute thermométrique à son maximum à l'aide des mêmes quantités données d'heure en heure.

La défervescence s'accompagne dès le début de sueurs profuses abondantes qui durent tant que baisse le thermomètre, et qui ne laissent pas que de déprimer les forces du malade.

Pendant l'apyrexie, le patient éprouve une sensation de bien-être, mais dès qu'apparaît la réascension thermique, il est pris d'un violent frisson qui secoue tout son corps et ne prend fin que lorsque le thermomètre est revenu au point où il en était avant l'administration du médicament, ce qui dure environ une demi-heure.

Le collapsus, avec cyanose et vomissements, survenant après des doses variables de kaïrine, a été heureusement peu fréquent, mais il est nécessaire de songer à cette éventualité et de débuter toujours par des doses modérées.

La sécheresse de la gorge, le prurit des fosses nasales, un peu de céphalagie frontale, sont de simples phénomènes accessoires auxquels il convient de n'ajouter qu'une importance minime.

En somme, voici en quels termes P. Decaye apprécie la valeur de la kaïrine : « Elle détermine une apyrexie aussi fugace qu'assurée ; elle provoque toujours des sueurs abondantes et un frisson intense au début et à la fin du temps pendant lequel elle agit ; elle peut être l'origine de phénomènes de collapsus graves : inconvénients ou dangers qui ne peuvent être prévenus, et encore d'une façon incertaine qu'en suivant pas à pas, pour ainsi dire, la marche du thermomètre, de façon à augmenter les doses, si la température est trop élevée, à les diminuer si le chiffre physiologique est atteint, ce qui nécessite la présence fréquente, auprès du malade, du médecin ou du moins d'un aide intelligent. »

Aussi peut-on conclure que la kaïrine n'ayant aucune influence sur le processus morbide, lui-même devra être être réservé pour les cas où l'élévation extraordinaire de la température crée un danger pressant.

Ainsi la fièvre typhoïde, comme il fallait s'y attendre, a été la première maladie dans laquelle a été expérimenté le nouveau médicament, lourde faute, si l'on considère les moyens puissants dont nous disposons contre cette affection, et d'un côté la contre-indication formelle à l'emploi d'un agent qui a pour premier effet l'altération ou la destruction des globules rouges, alors que du fait de la maladie elle-même l'état du sang est profondément altéré.

Mêmes réflexions au sujet de la tuberculose pulmonaire, processus éminemment dénutritif ; de plus, ici se placent la contre-indication de l'effet dyspnéique de la kaïrine et la crainte plus grande du collapsus.

— 78 —

Au contraire, la pneumonie, d'après Hallopeau, Drasche, etc., est justiciable de la kaïrine, alors que la température s'exagère, que le pouls s'accélère et que la dyspnée devient pénible. Le médicament procure, dans ces cas, au malade, un bien-être passager si l'on veut, mais légitimant son emploi.

Les mêmes considérations peuvent s'appliquer au rhumatisme suraigu, aux fièvres éruptives, à l'érysipèle et à toutes les affections qui peuvent, dans leur évolution, présenter des élévations thermiques créant un danger immédiat ou une angoisse considérable.

Il va de soi que les fièvres d'origine paludéenne ne sont nullement justiciables de la kaïrine.

Mode d'administration. — La voie stomacale est préférable pour l'administration de la kaïrine. On donne celle-ci en cachets que l'on fait suivre de l'ingestion d'une certaine quantité de tisane pour prévenir l'irritation des muqueuses. Nous avons rappelé plus haut que les doses massives doivent être proscrites et que la succession ou la variation des doses fractionnées devait être basée sur la marche du thermomètre pendant tout le temps que l'on désire maintenir l'apyréxie : 30 à 50 centigrammes à la fois pour l'adulte, et 15 à 25 pour les enfants ou les gens débilités doivent être considérés comme suffisants.

L'effet des injections sous-cutanées est plus rapide et paraît plus durable, mais il faut compter avec les suites locales d'une pareille pratique, et la formation fréquente d'abcès chez les animaux a fait repousser jusqu'à présent ce mode d'administration pour l'homme.

KOLA

—

On désigne sous le nom de *Kola, noix* ou *café du Soudan*, des graines qui, mâchées, font trouver bonnes les eaux saumâtres, ce qui les rend précieuses dans les pays tropicaux ; Rabuteau, Heckel, Dujardin-Beaumetz, Monnet, ont constaté que ces graines contenant de la caféine et de la théobromine, associées au tannin, à la glycose, à des corps gras, constituent un médicament vasculaire, régularisateur de la circulation, tonique et antidiarrhéique.

Le vrai Kola est fourni par plusieurs arbres de la famille des sterculiacées ; ce sont des graines de grosseur variable, rouges ou blanches, de forme oblongue. La caféine y est en quantité plus considérable que dans les meilleures espèces de café, et chose digne de remarque, à l'état libre, sans combinaison avec un acide organique.

Effets physiologiques. — La richesse du kola en caféine nous permet de supposer qu'il doit agir à peu près comme cet alcaloïde, et c'est ce qui a lieu :

Le kola cause l'insomnie, au moins chez les sujets impressionnables; il stimule les facultés intellectuelles et dans l'organisme il joue le rôle d'aliment d'épargne.

Son influence sur la circulation est considérable; il augmente la tension sanguine, ralentit le rythme cardiaque (après une phase d'excitation d'après quelques auteurs) et rend les battements du cœur plus réguliers et plus amples; cette action serait même plus marquée qu'avec la caféine.

Mounet croit pouvoir conclure de ses expériences que le kola est un poison musculaire, agissant directement sur la fibre du muscle, alors qu'à dose toxique il amène la tétanisation et la perte d'excitabilité musculaire. A dose modérée, le kola excite la contractilité non seulement du cœur, mais encore des fibres lisses, et c'est à une pareille influence, non à une action vraiment diurétique, qu'il faudrait rapporter les envies fréquentes d'uriner qui suivent son administration.

Thérapeutique. — L'analogie d'action qu'il présente avec la caféine a fait essayer le kola dans les maladies du cœur : inutile de reproduire ici tous les avantages que présente le premier de ces médicaments pour les cardiaques; l'avantage qu'offrirait le second, au dire de ses partisans, serait d'exercer en même temps une action tonique générale, et de fournir à l'organisme des principes réparateurs.

Dans ces conditions on comprend mieux l'administration du kola au cours de certains états consomptifs ou adynamiques, ou dans la convalescence des fièvres longues et graves.

On a constaté les bons effets du kola dans les affections des voies digestives : grâce à son emploi les digestions sont facilitées, les vomissements supprimés, l'état dyspeptique amélioré.

Quelques médecins de la marine (Cunéo, Dariau) se sont bien trouvés du kola pour combattre les flux diarrhéiques et même la cholérine ; de là un peu d'engouement pour le remède qu'on a voulu élever à la valeur d'un anticholérique. Il faut en rabattre : le kola ne peut pas être considéré comme un médicament hors ligne à quelque point de vue que l'on se place, et il faut se contenter de lui reconnaître une certaine valeur comme tonique cardiaque, stimulant général, eupeptique et antidiarrhéique.

Mode d'emploi. — Les préparations du kola sont les suivantes :

1° L'*extrait alcoolique* qui s'administre à la dose de 1 à 5 centigrammes ;

2° La *teinture*, de 2 à 10 grammes ;

3° L'*alcoolature*, de 5 à 20 grammes ;

4° Le *vin*, qui doit être préféré dans les cas où l'organisme tout entier a besoin d'être stimulé.

LANOLINE

—

La lanoline est un corps gras extrait du suint de la laine des moutons qui prend tous les jours une place plus importante comme excipient, dans les pommades en usage dans les maladies de la peau.

Purifiée, elle se présente sous la forme d'un corps gras, visqueux, glutineux, de couleur jaune, presque sans odeur et de réaction neutre.

Propriétés. — L'une des principales propriétés de ce corps, c'est la rapidité avec laquelle il est absorbé par la peau. Après une friction de lanoline, la peau paraît plus ferme, turgescente, et cependant la surface en est presque sèche; cette absorption rapide paraît due à sa relation intime avec la véritable graisse de l'épithélium.

Un autre avantage de la lanoline est d'absorber facilement son poids d'eau, et une très forte proportion de glycérine, en donnant un mélange homogène mais stable, propriété précieuse pour l'administration des médicaments par la voie dermique; l'addition d'eau à un corps gras paraît, en effet, augmenter de beaucoup le pouvoir absorbant de la peau pour ce corps et pour les agents médicamenteux; or, tandis que cent parties de vaseline absorbent quatre parties d'eau, cent parties de lanoline en absorbent cent cinq.

La lanoline n'irrite pas la peau, et ne rancit pas.

Elle se mélange facilement au mercure métallique, et une trituration d'une demi-heure suffit à faire disparaître du mélange toute trace de globule même à la loupe; on voit tout de suite l'avantage qu'on peut tirer de ce fait au point de vue pharmaceutique.

Les solutions salines concentrées sont absorbées par ce corps au même titre et au même degré que l'eau et la glycérine.

La rapidité d'absorption de la peau pour les agents médicamenteux incorporés à la lanoline a été établie sur une longue série de malades par les docteurs Liebreich, Fraenkel, Kœbener, Lassar, etc., pour un grand nombre de substances, telles que le mercure, le sublimé, l'iodoforme, l'iodure de potassium, l'extrait de saturne, etc.

Le seul inconvénient de la lanoline est de fournir des pommades trop dures; mais il est facile d'y remédier par l'addition d'un peu de glycérine ou d'axonge; par un mélange en proportions variables avec ce dernier corps, on peut, dans une pommade faire varier, pour ainsi dire à volonté, la facilité d'absorption de la lanoline.

Nous donnons ici quelques-unes des formules prescrites par les médecins de Berlin, qui ont, les premiers, expérimenté la lanoline :

Pommade à l'extrait de Ciguë

Extrait de Ciguë	5 grammes
Lanoline	45 —

Pommade à l'Iodure de Potassium

Iodure de potassium . . .	10 grammes
Eau distillée	10 —
Axonge.	10 —
Lanoline	70 —

Pommade à l'Iodoforme

Iodoforme.	10 grammes
Axonge.	10 —
Lanoline	80 —

Pommade à l'acide borique

Acide borique	10 grammes
Axonge.	20 —
Lanoline	70 —

Pommade phénique

Acide phénique	5 grammes
Axonge.	10 —
Lanoline	90 —

Pommade au Naphtol

Naphtol.	5 à 10 grammes
Axonge.	10 —
Lanoline	85 —

Pommade contre les engelures

Acide phénique	2 grammes
Lanoline	40 —
Pommade au carbonate de plomb	40 —
Huile d'olives.	20 —
Essence de lavande . . .	XXX gouttes

Contre la rhimite scrofuleuse

Tannin	5 grammes
Iodoforme.	2 —
Axonge	3 —
Lanoline	30 —

Dans la préparation des pommades à la lanoline, il est bon de recommander au pharmacien de chauffer légèrement cette substance, sans la faire fondre.

MUGUET

—

L'histoire médicale du muguet est déjà ancienne, et la publication de ses propriétés dans ses dernières années, constitue plutôt une résurrection qu'une innovation. Au siècle dernier, l'eau distillée de muguet était vantée pour la sédation des palpitations cardiaques, et comme stimulant de la circulation ; s'il faut en croire certains auteurs, cette connaissance remonte au seizième siècle.

En 1880, Troïtzky et Bojojawlensky, en Russie, entreprirent une série d'expériences cliniques qui leur montrèrent l'influence puissante du muguet sur la circulation sanguine. Le professeur G. Sée, fit aussitôt connaître ses expériences en France, et les compléta par une série d'observations concluantes. Depuis, les travaux sur le muguet se sont multipliés dans tous les pays de l'Europe.

Le muguet *(convallaria maialis)* appartient à la famille des liliacées ; il renferme deux alcaloïdes : la convallarine et la convallamarine qui représente l'élément toxique de la plante en même temps que le principe actif sur la circulation ; c'est une poudre amorphe, amère, soluble dans l'eau.

Effets physiologiques. — La convallamarine à haute dose est toxique, c'est un fait acquis depuis longtemps, et voici d'après le professeur Sée, les symptômes de l'empoisonnement par cette substance chez le chien :

Dans une première période, on constate le ralentissement des mouvements cardiaques, et l'augmentation de leur énergie ; en même temps la respiration devient un peu moins fréquente en prenant plus d'ampleur.

Dans une deuxième période, le cœur présente de grandes irrégularités dans ses contractions, des intermittences, des systoles brusques, en un mot, il agit comme par saccades ; le rythme respiratoire perd aussi sa régularité en se ralentissant : l'inspiration devient plus étendue, plus longue, on dirait que la respiration s'effectue par une série de convulsions des muscles inspirateurs.

Dans la troisième période la pression sanguine baisse, les mouvements respiratoires se ralentissent, le pouls devient rapide et imperceptible, et la mort arrive par arrêt du cœur. Les muscles ont conservé jusqu'à la fin leur contractilité et leur excitabilité réflexe.

Comme on le voit, c'est là le tableau de l'empoisonnement par la digitaline ; la seule différence consiste dans la période dangereuse qui se manifeste sous l'influence de cette dernière et qui est caractérisée par un arrêt prolongé du cœur entre deux séries de contractions régulièrement ralenties.

L'extrait de muguet est à la convallamarine ce que la digitale est à son alcaloïde.

Effets thérapeutiques. — Inutile de rappeler l'action délétère des fleurs de muguet dans une chambre fermée, ni la propriété sternutatoire de la poudre de fleurs sèches ; et nous n'avons à considérer le *convallaria* qu'au point de vue de son influence sur la circulation centrale, en le comparant à celle de son succédané, la digitale.

Tout d'abord l'avantage de l'extrait de *convallaria* sur les préparations de digitale, est d'être bien toléré par le tube digestif ; pas d'inappétence, de goût âcre, de vomissements ; seulement une augmentation de la sécrétion salivaire.

L'extrait de muguet agit énergiquement sur le cœur. Lorsque cet organe présente de l'arythmie, des irrégularités purement fonctionnelles, sans lésions organiques, il ne tarde pas à reprendre son rythme normal sous l'influence du médicament. Le résultat est moins constant lorsque les troubles sont dépendants d'une lésion d'orifice ou de l'hypertrophie.

G. Sée fait observer, avec raison, la supériorité du muguet sur la digitale dans le traitement des palpitations cardiaques ; le premier ralentit les battements du cœur sans anéantir l'excitabilité du pneumogastrique, tandis que la seconde frappe trop énergiquement le muscle cardiaque pour être longtemps continuée sans inconvénients.

La circulation artérielle est également modifiée dans un sens favorable par le médicament, et la pression sanguine est augmentée dans les vaisseaux, preuve de la stimulation qu'exerce sur eux le muguet.

La respiration devenant plus ample et plus facile procure aux malades une sensation de bien-être qui peut être facilement augmentée par l'adjonction de l'iode aux préparations de *convallaria*.

Le médicament procure une diurèse certaine qui persiste jusqu'à cinq et six jours après son administration et la quantité seule des urines est accrue, sans modifications dans sa composition chimique. Rarement le *convallaria* a paru avoir une influence regrettable sur l'état des reins, et la plus grande part de son action diurétique doit être attribuée à l'augmentation de la pression sanguine.

En résumé, régularisation des mouvements du
cœur et augmentation de sa force contractile et de
la pression du sang, accroissement de l'amplitude
respiratoire, diurèse énergique, absence de troubles
nerveux ou digestifs ainsi que des effets d'accumulation, tel est le bilan de l'action physiologique du
muguet, aussi le professeur Sée le recommande-t-il
dans les cas suivants :

Palpitations essentielles ;

Arythmie sans lésions organiques ;

Rétrécissement mitral non compensé ;

Insuffisance mitrale se compliquant d'engouement pulmonaire ;

Insuffisance aortique ;

Dilatation cardiaque même accompagnée de
dégénérescence du cœur.

Toutes les affections cardiaques qui ont produit
l'œdème ou l'anasarque; cette dernière indication
aurait surtout de l'importance, étant donnée l'action diurétique puissante du muguet.

Les succès relatés par le professeur Sée n'ont pas
été observés par tous les cliniciens, et sans parler
de l'opposition qu'a rencontrée l'emploi du muguet
en Allemagne, il faut citer le professeur Peter qui
dénie à ce médicament toute autre valeur que celle
d'un bon diurétique. Toutefois les médecins russes
et américains se louent de l'emploi du *convallaria*
pour combattre la dyspnée et l'hydropisie, et préco-
nisent son administration alors que la digitale est
mal tolérée par les voies digestives.

Modes d'administration. — L'extrait
aqueux de la plante entière constitue la meilleure

préparation du muguet ; il peut être administré à la dose de 1 gramme à 2 grammes soit sous forme pilulaire, soit incorporé à un sirop.

La convallamarine doit être donnée à des doses variant de 1/2 à 3 centigrammes; mais son action n'est pas plus efficace que celle de l'extrait aqueux.

NAPHTOL

Sous l'influence de l'acide sulfurique la naphtaline donne naissance à deux acides sulfoconjugués desquels dérivent deux naphtols isomères, dont l'un, le naphtol B a dernièrement donné lieu à quelques bonnes applications thérapeutiques. Sa formule est : $C^{20}H^8O^2$.

Thérapeutique. — Employé exclusivement à l'extérieur le naphtol a sur la naphtaline l'avantage d'être presque inodore et moins dangereux à manier.

En 1881, Kaposi (de Vienne) employa le naphtol

contre le psoriasis, l'eczéma, le prurigo, la gale ; et bientôt après Hardy et Besnier, en France, introduisirent cet agent dans leur pratique.

Le naphtol en frictions sur la peau saine assouplit l'épiderme et au bout de quelques jours amène une desquamation légère ; sur la peau malade, il provoque un cuisson dont la durée n'excède guère trente minutes.

Le naphtol est éliminé par les urines qui prennent d'abord une coloration violacée à laquelle succède, au bout de quelques heures, une teinte vert olive. Mais ici comme pour l'acide pyrogallique ou le goudron, l'élimination serait intermittente, n'apparaissant qu'à des intervalles éloignés.

Kaposi, et après lui Jarisch et Neisser ont observé des hématuries et des signes d'une violente irritation rénale à la suite de frictions répétées de naphtol, et partant de ces faits, ces auteurs recommandent d'appliquer le naphtol à faibles doses au début, surtout chez les enfants et les personnes à peau délicate.

De l'avis général des dermatologistes le naphtol agit efficacement dans la phtiriase et la gale, et Hardy affirme que cette substance détruit vite et sûrement les parasites, tout en calmant le prurit ; elle a de plus l'avantage d'être inodore et de ne pas tacher le linge.

Au sujet de l'efficacité du naphtol dans les autres dermatoses, l'accord est moins complet, tandis que Kaposi annonce de nombreux succès obtenus dans les affections eczémateuses, la psoriasis, le prurigo,

Besnier et Sombret déclarent avoir été moins heureux.

En résumé, l'action parasiticide du naphtol est la seule indubitablement établie.

Mode d'administration. — Kaposi emploie contre la gale une pommade qui sert à frictionner une seule fois les parties malades, après quoi on recouvre ces dernières de poudre d'amidon. La formule de cette pommade est la suivante :

Naphtol	15	grammes
Craie pulvérisée. . . .	10	—
Savon vert.	50	—
Axonge . . . . . . ' .	100	—

La formule d'Hardy est différente :

Naphtol	10	grammes
Vaseline	100	—

Kaposi emploie encore, contre le psoriasis une pommade à 15 0/0, et, contre le prurigo, une friction légère quotidienne avec la pommade à 5 0/0.

NITRITE D'AMYLE

—

Le nitrite d'amyle ($C^5H^{11}AzO^2$) s'obtient en faisant passer un courant de vapeurs nitreuses dans l'hydrate d'amyle chauffé au bain-marie.

C'est un liquide légèrement jaunâtre, d'une faible densité, très volatil.

Thérapeutique. — L'inhalation de ses vapeurs a pour effet de congestionner fortement et rapidement l'encéphale ; la face devient turgescente et une certaine céphalalgie se produit. En même temps les battements du cœur sont accélérés, tandis que la tension vasculaire périphérique s'abaisse.

Les propriétés de ce corps ont été utilisées pour combattre les anémies cérébrales que provoquent les affections cardiaques et la migraine ; mais c'est surtout l'angine de poitrine, si rebelle à tous les modes de traitement, qui a été à ce point de vue l'objet des recherches des cliniciens : Sée, Potain, Jaccoud, Dujardin-Beaumetz ont été les promoteurs de ce mode de traitement, et, dans bien des cas, ils ont obtenu la cessation des accès de suffocation, et la disparition des douleurs vives de l'*angor pectoris*. Pour cela, il suffit de verser deux ou trois gouttes de nitrite d'amyle sur un mouchoir, et le faire respirer doucement au malade ; ne pas oublier que cet agent doit être employé avec précaution, à cause de son énergie intense.

Pour rendre plus facile et plus pratique l'emploi du nitrite d'amyle, on a eu l'idée d'enfermer la dose convenable dans de petits tubes de verre mince, scellés à la lampe, que l'on brise dans un mouchoir, et l'on porte ce dernier à la bouche et au nez pour pratiquer l'inhalation.

Chez les sujets à tendance apoplectique la nitrite d'amyle est formellement contre-indiqué.

NITROGLYCÉRINE

—

Dérivé de la glycérine par l'addition d'acide hypoazotique, le corps a pour formule $C^6H^5O^6(AzO^4)^3$. C'est un liquide huileux, jaunâtre d'une saveur piquante, peu soluble dans l'eau et l'alcool ordinaire.

Primitivement employée en Amérique et en Angleterre, surtout par les médecins homéopathes, elle a été étudiée d'une façon précise en France, dans ces dernières années, par Huchard et Dujardin-Beaumetz ; et Marieux a exposé, dans un travail très complet, l'état de la question.

Effets physiologiques. — Ces effets sont multiples, et il est nécessaire de les examiner à plusieurs points de vue pour les étudier :

1° Sur l'appareil circulatoire complet la nitroglycérine, chez les animaux, provoque d'abord une accélération des contractions cardiaques à laquelle succède bientôt le ralentissement et l'irrégularité, la tension est abaissée dans les artères, et la circulation périphérique est ralentie par suite de la dilatation vasculaire. Chez l'homme l'abaissement de la pression artérielle et la dilatation des vaisseaux périphériques provoque de la chaleur à la peau qui se couvre de sueur, la face prend un aspect vultueux les yeux s'injectent, des bourdonnements d'oreille se font sentir, les battements des artères du cou s'accentuent, et l'examen ophtalmascopique démontre que les mêmes troubles se produisent dans la circulation encéphalique : la céphalalgie est assez prononcée.

Cette excitation, exercée par la nitroglycérine sur les circulation encéphalique et cardiaque, est l'origine de son application à l'angine de poitrine et aux affections de l'aorte.

2° Sur le système nerveux la nitroglycérine exerce une action qui se manifeste par la céphalalgie et les bourdonnements accompagnés de vertiges et de troubles de la vue parmi lesquels on a noté quelquefois une amblyopie passagère. Au bout de quelques heures, ces phénomènes sont remplacés par une lassitude générale et de l'envie de dormir. Au réveil, l'organisme reprend ses tendances habituelles.

3° Sur la respiration, la trinitrine a une action moins marquée ; il n'est pas rare que le rhythme respiratoire ne soit en rien influencé par le médicament et quand le contraire arrive, c'est toujours une augmentation de fréquence et d'amplitude que l'on observe.

4° A signaler encore les nausées et vomissements qui surviennent chez quelques sujets.

Thérapeutique. — L'action vaso-dilatatrice de la nitro-glycérine doit rester la source unique de ses indications, et cet agent, loin d'être une panacée pour toutes les affections dans lesquelles on a voulu l'utiliser, doit être réservé pour celles où l'ischémie du muscle cardiaque et du cerveau constitue une indication de premier ordre.

L'angine de poitrine vient en première ligne ; on sait que l'opinion générale veut que cette maladie soit le résultat d'une anémie cardiaque, et que le spasme des vaisseaux coronaires soit le point de départ des atroces douleurs ressenties par les malades ; de là l'indication des vaso-dilatateurs. Murrel, Huchard, Dujardin-Beaumetz ont en effet obtenu, dans l'*angor pectoris*, des résultats favorables avec l'emploi de la nitroglycérine, soit seule, soit associée au nitrite d'amyle, dont l'action est plus rapide, mais aussi plus fugace.

Les affections de l'aorte donnant lieu à des douleurs thoraciques angoissantes, ainsi qu'à des troubles dynamiques du cerveau qui résultent de l'anémie de cet organe, sont également justiciables de la trinitrine. Celle-ci s'opposera avec avantage aux vertiges, à la pâleur du visage, à la tendance aux syncopes que l'on observe surtout dans l'insuffisance aortique.

Dans la dégénérescence graisseuse du cœur la nitroglycérine paraît également indiquée, mais ici, l'on peut se demander si la digitale n'est pas préférable pour son action tonique sur la fibre cardiaque, tandis que la trinitrine agit seulement en diminuant le travail du cœur.

Les maladies du système nerveux justiciables du traitement par la nitroglycérine sont en nombre assez limité : les douleurs de tête non congestives, les névralgies dentaires, la migraine angiotonique; mais il y a contre-indication absolue au médicament, dès que le cerveau est le siège d'une congestion active ou passive; les céphalées chez les anémiques ou les chlorotiques seront utilement combattues par la trinitrine.

Quant à l'action de ce remède contre les grandes névroses, elle est encore douteuse, et c'est là un point qui appelle de nouvelles études.

On a cherché à utiliser la nitroglycérine contre les nephrites chroniques et les affections pulmonaires, et, parmi les médecins étrangers, plusieurs déclarent avoir obtenu des résultats satisfaisants dans le mal de Bright, l'emphysème pulmonaire, l'asthme bronchique; ces faits n'ont pas été vérifiés en France, et il est prudent de ne les accepter que sous toutes réserves.

Mode d'emploi. — La nitroglycérine peut être administrée par la voie stomacale ou en injections hypodermiques.

La préparation de Huchard est la suivante :

Solution alcoolique de trinitrine au 1|100.   XXX gouttes
Eau distillée. . . . .   300 grammes
dont on prendrait de une à trois cuillerées à soupe par jour.

En injections hypodermiques, on peut faire usage de la formule ci-dessous :

Solution alcoolique de trinitrine au 1|100   XXX gouttes
Eau distillée . . . , ...   10 grammes
qui contient trois gouttes de la solution par gramme de liquide.

En raison de l'activité du médicament, on devra tâter la susceptibilité du malade en commençant par une à deux gouttes dans la journée, et augmenter peu à peu sans jamais dépasser la dose quotidienne de cinq à six gouttes.

PAPAYER-PAPAÏNE

—

Des fruits du papayer commun (carica papaya) on retire par incision un suc laiteux, épais, blanc, de réaction neutre, qui fermente facilement en prenant une odeur butyrique, et auquel on a reconnu des propriétés digestives, drastiques et vermifuges. La propriété digestive du papayer serait due à un principe agissant à la manière des ferments et que Würtz a appelé papaïne; c'est une poudre amorphe soluble dans l'eau, inattaquable par les acides chlorhydrique et azotique; par sa composition elle se rapproche des matières albuminoïdes.

Würtz, qui a particulièrement étudié la papaïne, rend ainsi compte de son action : la papaïne dissout rapidement de grandes quantités de fibrine, comme la pepsine, mais avec cette différence, que la dissolution, avec la première substance, se fait non seulement en présence d'une petite quantité d'acide, mais, même dans un milieu neutre ou légèrement alcalin.

Bouchut et C. Paul ont montré, par leurs expériences, que la papaïne agit sur la fibrine non seulement comme dissolvant, mais bien en transformant cette dernière en peptone assimilable.

Le suc du papayer est irritant ; appliqué sur le derme mis à nu, ou injecté sous la peau, il provoque une douleur considérable en donnant lieu à la formation d'un vaste abcès ; donné à haute dose par la voie stomacale, il produit une violente purgation, qui peut aller jusqu'à l'ulcération de la muqueuse intestinale, fait constaté par Moncorvo sur des animaux intoxiqués par le suc de papayer.

En Europe on n'a utilisé que les propriétés digestives du papayer, et la seule préparation usitée est la papaïne ; celle-ci a pu remplacer la pepsine dans le traitement des maladies chroniques des voies digestives, car on sait que cette dernière substance, souvent mal préparée, reste, dans nombre de cas, inefficace.

Mode d'emploi. — La papaïne s'administre à la dose de 10 centigrammes dans une cuillerée de sirop, au moment du repas, ou sous forme de cachets médicamenteux. On a également mis la papaïne dans des dragées contenant chacune 2 centigrammes et demi de médicament (4 à 8 par jour) ; mais on doit proscrire l'alcool comme véhicule de la papaïne, celle-ci étant insoluble dans ce liquide.

Bouchut a proposé d'obtenir la guérison de cer-

taines tumeurs solides par des injections intersiti-
tielles de papaïne chargées de digérer en quelque
sorte le néoplasme, et Péan a mis cette idée en pratique dans trois cas de cancer du sein, où il a obtenu
la digestion de ces tumeurs, car le liquide retiré par
aspiration a paru être une véritable peptone ; mais
l'injection outre qu'elle est extrêmement douloureuse, a toujours provoqué une fièvre extrême.

PARALDÉHYDE

—

La paraldéhyde ($C^{12}H^{12}O^{6}$) est un liquide d'une
odeur forte et assez agréable, d'une saveur acre et
brûlante, incolore, soluble dans l'eau froide plus que
dans l'eau chaude.

Elle est entrée dans la thérapeutique, en 1882
sous le patronage de Cervello qui, le premier, décou-
vrit ses propriétés hypnotiques et son antagonisme
avec la strychnine.

Effets physiologiques. — Dujardin-Beaumetz et Coudray, reprenant les expériences de Cervello, ont soumis à l'action de la paraldéhyde des grenouilles, des cobayes et des chiens. Leurs résultats expérimentaux peuvent être résumés de la façon suivante :

L'hypnose a toujours été l'effet capital obtenu, et dans les cas où l'on a utilisé les injections hypodermiques, une paralysie locale a montré l'action topique de la paraldéhyde.

Coudray a interprété ainsi les résultats qu'il a eus : la paraldéhyde atteint primitivement la substance grise des hémisphères cérébraux (sommeil, abolition des mouvements volontaires). Elle n'agit sur le pouvoir excito-moteur de la moelle qu'à doses toxiques, et alors la disparition des mouvements reflexes accompagne celle des mouvements volontaires, et la contraction pupillaire vient prouver que le système nerveux végétatif est pareillement atteint. L'anesthésie générale est observée dans les mêmes circonstances.

La diminution ou l'abolition du pouvoir excito-moteur de la moelle sous l'influence de la paraldéhyde explique l'antagonisme de cette substance pour la strychnine ; et l'expérience a démontré que non seulement l'action des deux toxiques se contre-balance, mais que la paraldéhyde administrée à temps et à dose suffisante est l'antidote de la strychnine et combat efficacement les effets de cette dernière alors même que la dose donnée serait mortelle.

Comme effets tout à fait secondaires de la paral-

déhyde sur l'organisme, citons encore la diminution
de la tension artérielle, le ralentissement des battements cardiaques et du rythme respiratoire qui ne
s'observent qu'après des doses massives, l'augmentation de la sécrétion salivaire et enfin l'élimination
presque totale du médicament par les voies respiratoires qui donne à l'haleine l'odeur spéciale de la
substance.

Thérapeutique. — Cervello employa
d'abord la paraldéhyde pour combattre l'insomnie
des aliénés, et sur quatre-vingt-dix cas il n'eut que
sept insuccès se rapportant à des sujets mélanco-
liques ou frappés de paralysie générale. Partout
ailleurs, avec une dose de 2 grammes, il obtint un
sommeil qui dura de cinq à sept heures. Depuis tous
les aliénistes qui l'ont expérimenté recommandent
l'usage du médicament surtout dans les cas où l'agitation et l'insomnie prédominent et où il est urgent
d'obtenir un effet rapide.

Chez les personnes saines d'esprit, Desnos, qui
relate une série de trente-cinq observations recueil-
lies avec soin, n'a noté que rarement de légers
troubles digestifs. Ce clinicien reconnaît à la paraldéhyde les qualités d'un hypnotique puissant qui,
moins anesthésique que le choral, a, sur ce dernier,
l'avantage de laisser le cœur intact (à moins d'atteindre les doses élevées) ce qui permet de l'employer chez les cardiaques ou les malades débilités.

D'après le même auteur, le paraldéhyde n'aurait
aucune influence sur l'élément fièvre dans les maladies fébriles, et le sommeil bienfaisant qu'elle

procure resterait sans effet nuisible sur l'affection en cours.

Malgré les succès obtenus dans quelques cas de névralgie, il faut reconnaître que ce médicament est inférieur au chloral quand on s'adresse à l'élément douleur.

Les propriétés hypocinétiques de la paraldéhyde ont été utilisées dans un cas de tétanos, où elle réussit alors que le chloral était resté impuissant; elles pourraient l'être encore avec avantage contre l'empoisonnement strychnique.

Keraval et Noream ont affirmé que la paraldéhyde n'était pas sans influence sur les névroses convulsives, et une observation personnelle viendrait à l'appui de cette manière de voir; chez une épileptique de cinquante-deux ans, le médicament administré pendant quinze jours à la dose quotidienne de 2 gr. 50 suspendit pendant soixante-trois jours l'attaque convulsive qui, jusques là, se montrait régulièrement une fois par semaine; j'ai dit, à propos de l'acétanilide, que j'avais obtenu un succès identique chez le même ce sujet avec ce dernier médicament.

Enfin, pour résumer l'action de la paraldéhyde, nous pouvons dire que cette substance constitue un hypnotique précieux par sa rapidité et la certitude de son effet, mais auquel l'organisme s'habitue facilement.

Son action hypocinétique demande encore de nouvelles recherches pour être définitivement appréciée.

Mode d'emploi. — La paraldéhyde peut

être introduite dans l'organisme par les voies stomacale, rectale ou sous-cutanée : La première doit être généralement préférée.

A l'étranger, et en Italie surtout où Cervello en a donné l'exemple, on administre des doses de 4, 6 et 8 grammes par jour. En France, on va moins loin et la dose de 4 grammes est considérée comme toujours suffisante quand on ne veut rechercher que l'effet hypnotique; Dujardin-Beaumetz donne deux grammes, afin de supprimer la période initiale d'excitation qui ne manque pas de se produire avec des doses plus élevées. Desnos soutient que si l'hypnose n'est pas obtenue avec 3 ou 4 grammes de la substance, il est inutile de pousser les doses plus loin, le sommeil n'arriverait guère avec des quantités plus élevées.

Mais quand la paraldéhyde est destinée à obtenir un effet analgésique dans les névralgies, on peut atteindre les doses fixées par les médecins italiens.

Le goût désagréable de la paraldéhyde nécessite son incorporation à un julep gommeux additionné de sirop de menthe ou de groseille, comme par exemple dans la formule suivante :

Paraldéhyde	2 grammes
Sirop de menthe	25 —
Julep gommeux	100 —

Quand l'irritation stomacale ou l'accoutumance du sujet font choisir la voie rectale, on aura recours à des lavements ainsi formulés :

Paraldéhyde.	4 ou 5 grammes
Jaune d'œuf.	Nº 1
Eau.	120 grammes

Pour les injections hypodermiques, la formule serait :

Paraldéhyde.	5 grammes
Eau de laurier cerise. . .	5 —
Eau distillée	15 —

Le grand inconvénient de ce mode d'administration serait le nombre considérable d'injections à pratiquer pour introduire une quantité suffisante du médicament dans l'organisme.

PELLÉTIÉRINE

L'écorce de la racine du grenadier jouissait depuis fort longtemps d'une grande réputation comme tœnifuge, mais son principe actif fut isolé seulement en 1878 par Tanret, qui le désigna sous le nom de Pelletiérine ; cet alcaloïde possède trois isomères bien moins actifs.

La pelletiérine ($C^{16} H^{15} Az O^{2}$) est un liquide incolore, mais se colorant rapidement à l'air, peu soluble dans l'eau, très soluble dans l'alcool et l'éther, d'une densité égale à 0,988.

Effets physiologiques. — Des nombreuses expériences faites sur les animaux, et en particulier de celles de Dujardin-Beaumetz, il faut conclure que les alcaloïdes tirés du grenadier doivent entrer dans la classe des poisons curarisants; sans atteindre la sensibilité, ils paralysent la fonction des nerfs moteurs, tout en laissant intacte la contractilité musculaire; cette action serait primitivement localisée dans les plaques terminales intramusculaires des nerfs moteurs, et en conduisant plus loin l'expérience, il est possible de reproduire tous les phénomènes qu'on obtient avec le curare.

Thérapeutique. — Une différence notable s'observe entre l'action du sulfate et celle du tannate de pelletiérine, administrés à doses thérapeutiques. Avec les deux on obtient quelques vertiges, et des troubles oculaires passagers, dûs à une congestion du fond de l'œil, liée à une congestion générale encéphalique. De plus, il se produit des nausées et parfois des vomissements; mais ces phénomènes sont bien moins marqués avec le second sel. En outre, le tannate moins soluble séjourne plus longtemps dans l'intestin, d'où une action prolongée. Le sulfate a encore le désavantage de déterminer une parésie plus prononcée de l'intestin, et par conséquent de s'opposer de ce chef aux évacuations qu'il est important d'obtenir par l'expulsion définitive du tœnia.

Il est, en effet, constant, d'après les expériences

aujourd'hui fort nombreuses à ce sujet, que l'administration d'un sel de pellétiérine détermine chez
l'homme porteur d'un tœnia, l'issue de l'helminthe
avec sa tête. Le mode d'action de cet agent a été
interprété de la façon suivante : La pellétiérine agirait sur le tœnia en le privant pendant quelques
temps de ses moyens d'attache, grâce à l'impossibi-
lité où elle le mettrait de contracter ses ventouses ;
mais cette action est fugace, et, peu après, l'helminthe sortant de sa torpeur se fixerait à nouveau sur
la paroi intestinale si on n'avait le soin de l'expulser
pendant la période d'action du médicament ; de là
la nécessité d'administrer à la suite de la pellétiérine
un purgatif capable de provoquer la contraction de
l'intestin et d'amener l'expulsion du ver ; si on
tarde à donner ce purgatif, on n'obtient qu'un demi
résultat ; la partie antérieure du tœnia qui fait suite
à la tête reste avec cette dernière attachée derechef
avec l'intestin.

Dans ces cas, il est bon de ne pas recommencer
une nouvelle tentative avant deux ou trois mois.

La propriété tœnifuge de la pellétiérine a été
seule utilisée jusqu'à présent, et la thérapeutique
n'a pas encore eu recours aux analogies que cette
substance offre avec le curare.

Mode d'emploi. — La dose de tannate de
pellétiérine est de 1 gramme à 1 gr. 50 ; elle doit
être employée de la façon suivante : la veille, le
malade doit prendre un grand lavement et se nour-
rir exclusivement de laitage au dernier repas ; le
lendemain, la dose du sel de pellétiérine est prise à

jeun et dissoute dans cinquante fois son poids d'eau
acidulée par de l'acide tartrique, pour que la dissolution soit parfaite. Une heure après environ, doit
être donné un purgatif drastique suffisamment énergique.

Il est rare que cette médication échoue.

RÉSORCINE

La résorcine ($C^{12}H^6O^4$) est un composé organique, d'un blanc éclatant, cristallisé en longues et
fines aiguilles, d'odeur légèrement phéniquée, de
saveur sucrée, un peu aromatique. Elle est très
soluble dans l'eau, l'alcool, la vaseline.

Propriétés antiseptiques. — La solution à 1 0/0 de résorcine arrête ou empêche la fermentation alcoolique en détruisant les ferments.
Cette action a été démontrée par Dujardin-Beaumetz
qui, avec Callias, a également mis en lumière les
propriétés antiputrides de la même substance. Pre-

nant des lambeaux de rate ou de pancréas appartenant à des sujets morts de fièvres typhoïde, ces auteurs ont pu les conserver à peu près indéfiniment dans une solution à 1,50 0/0 de résorcine sans trace de putréfaction. Ces mêmes fragments ayant été plongés dans l'eau simple et déjà putrifiés, l'addition de résorcine dans la proportion de 1,50 0/0 faisait disparaître en peu de jours l'odeur, et les microbes dont on avait constaté la présence.

Ajoutée à l'urine dans la proportion de 1 0/0, la résorcine arrête complètement la fermentation ammoniacale de ce liquide.

Ces propriétés antifermentiscibles font classer la résorcine à côté des phénols.

Propriétés physiologiques. — Les solutions fortes de résorcine sont irritantes localement, mais si on emploie des solutions titrées au-dessous de 1/20, cette irritation devient à peu près insigniflante.

L'absorption du médicament à faible dose est bien toléré, mais en dépassant 30 centigrammes par kilog du poids de l'animal, Dujardin-Beaumetz et Callias ont observé des tremblements aboutissant à des convulsions généralisées de forme épileptoïde, plus marquées dans les membres qu'au niveau du tronc, et persistant une couple d'heures. Lorsque la dose est mortelle les convulsions se développent avec rapidité, la respiration d'abord accélérée, anxieuse, diminue de fréquence et s'arrête avant les contractions du cœur qui demeurent accélérées jusqu'à la fin.

La connaissance des effets de la résorcine sur l'homme sain est due surtout à Andeer et Péradon qui ont expérimenté sur eux-mêmes.

Le médicament procure à petites doses des troubles du système nervo-musculaire qui se traduisent par des fourmillements aux extrémités, et, si l'on augmente les quantités ingérées, de l'incertitude dans les mouvements, de la titubation, des vertiges de l'hallucination et du délire. Les doses massives (8 à 10 grammes) amènent des troubles de la vue et de l'ouïe et le sommeil, qui disparaissent vite après s'être rapidement développés ; les fonctions circulatoire et respiratoire sont peu modifiées, et le tube digestif tolère fort bien le médicament.

Des sueurs abondantes correspondant à un abaissement de la température, suivent de près l'administration de 1 à 3 grammes de résorcine ; mais la principale voie d'élimination de cette substance est l'appareil urinaire; cette élimination se fait vite, ce qui explique l'absence d'effets d'accumulation et la fugacité des effets physiologiques produits par la résorcine.

Thérapeutique. — La résorcine a été employée à l'extérieur et à l'intérieur.

Ses applications externes trouvent leur raison dans l'action antifermentiscible et antiseptique qu'elle possède. Les plaies atones sont favorablement modifiées par la résorcine qui exerce sur elles une stimulation favorable à leur cicatrisation : Leblond et Fisseux, expérimentant comparativement la résorcine et l'iodoforme dans le traitement du chancre mou chez la femme, donnent la préférence au premier de ces agents. Un anthrax du bras a été guéri par Andeer qui recouvrait les pustules d'une pommade composée de parties égales de résorcine et de vaseline.

Dujardin-Beaumetz a obtenu la guérison d'une ulcération de l'amygdale vainement recherchée par le chlorate de potasse, au moyen d'attouchements pratiqués avec une solution concentrée de glycérine. Le même clinicien a également employé la résorcine comme antiseptique dans les affections vaginales et utérines.

En injections uréthrales la résorcine a donné de bons succès dans le traitement de la blennorrhagie et de la blennorrhée, au même titre que le permanganate de potasse, le sulfate de quinine ou le sublimé.

Dans la chirurgie générale la résorcine remplace l'acide phénique sur lequel elle a l'avantage d'être inodore tout en ayant au moins autant d'efficacité, et à ce point de vue il est permis d'affirmer que ce médicament n'occupe pas encore la place qu'il mérite en chirurgie.

L'administration de la résorcine à l'intérieur a été recommandée à cause de son action antithermique et employé dans ce but contre la fièvre tiphoïde, le rhumatisme articulaire, la fièvre hectique, les accès de malaria. Mais des antithermiques autrement puissants méritent d'autant plus la préférence que l'action défervescente de la résorcine reste douteuse, et, dans tous les cas, exige des doses énormes qu'on n'emploierait pas sans danger, pour n'obtenir en somme qu'un effet encore contesté.

Les propriétés antiputrides ont été avec beaucoup plus de raison mises à profit :

Dans les affections catarrhales des voies urinoires, alors que l'on redoute l'altération de l'urine dans la vessie par suite d'un séjour prolongé ;

Dans le catarrhe gastrique et la dilatation stomacale : les lavages de l'organe à l'aide d'une solution au 1/200 auraient donné de bons résultats à Audeer et à quelques autres médecins ;

Dans le catarrhe de l'intestin pour modifier et désinfecter les secrétions intestinales.

Leblond, Besnier et d'autres ont heureusement appliqué la résorcine au traitement de l'angine diphtéritique soit par des attouchements avec une solution au 1/15 dans la glycérine, soit par des pulvérisations avec une solution aqueuse au 1/100.

Enfin, le docteur Moncorvo se loue d'avoir pratiqué l'attouchement de la muqueuse laryngée avec une solution de résorcine au 1/100 chez les sujets atteints de la coqueluche ; une telle pratique, selon lui, aurait pour effet de diminuer rapidement le nombre et l'intensité des quintes, et d'abréger la durée de la maladie.

Mode d'emploi. — Le meilleur mode d'administration de la résorcine à l'intérieur est la potion suffisamment étendue et aromatisée, pour masquer le goût du remède, comme dans la formule suivante :

Résorcine . . . . 1 à 5 grammes
Eau de laurier cerise . . 5 —
Sirop de fleurs d'oranger. 30 —
Eau . . . . 90 —

8

Pour l'usage externe on emploiera :

De la solution à 1 ou 2 pour cent pour les pulvérisations.

D'une solution ou d'une pommade à 5, 10 ou 20 pour cent quand il s'agira d'appliquer la résorcine aux pansements.

D'un mélange à 1/15 avec la glycérine pour l'attouchement des plaies ou des fausses membranes.

Enfin si l'on veut recourir aux injections uréthrales de résorcine, il sera bon de ne pas dépasser la proportion de 1 à 2 pour cent.

SALOL

—

En 1883, Nencki, de Berne, découvrait le salol, et, peu après, Sahli l'introduisait dans la thérapeutique.

Le salol, dérivé de l'acide salicylique par substitution d'un radical phénol à un atome d'hydrogène, se présente sous forme d'une poudre blanche, grasse au toucher, d'une odeur aromatique agréable, insipide, insoluble dans l'eau, mais soluble dans l'alcool.

Aussitôt après les essais publiés à Berne, Lépine, de Lyon, expérimenta le nouveau médicament, de concert avec son élève le docteur Montange, et enfin, tout récemment, un des élèves de l'hôpital Cochin, le docteur Lombard, a publié une fort intéressante thèse sur ce sujet.

Action physiologique. — Sur la température, le salol agit de la façon suivante : 1° Il abaisse constamment le niveau thermique de l'animal sain ; 2° cet abaissement de température se fait suivant un mode constant : la chute, après quelques oscillations limitées, est très brusque, et se fait dans l'espace de quelques minutes, puis, après une légère descente progressive, la réascension se produit lentement ; 3° l'hypothermie n'est pas proportionnelle à la dose médicamenteuse. Lorsqu'avec une certaine quantité de salol on a obtenu un abaissement de température, toute nouvelle dose n'entraînera pas une nouvelle chute thermique en rapport avec la quantité ingérée ; même après deux doses consécutives, on n'obtiendra plus d'abaissement de la température par l'administration répétée de salol.

En présence de ces faits on pouvait supposer que l'économie, après une certaine dose de salol, était incapable de réagir sous l'action du médicament, soit qu'une partie seulement produisît un effet certain, le reste n'étant pas absorbé ou demeurant inerte. L'expérience a montré la réalité de cette hypothèse, car après l'administration de doses massives de salol on a retrouvé ce corps en nature dans les selles des animaux soumis à l'expérimentation.

De ce fait découle une autre conséquence, à savoir que le salol n'est pas toxique, puisque la quantité absorbée ne saurait dépasser certaines limites.

Sur la respiration, l'influence du salol est très rapide : quelques minutes après l'ingestion de ce médicament, la fréquence du rythme respiratoire augmente notablement, tandis que diminue son amplitude. Mais cette action est passagère, et, au bout d'une heure, tout rentre dans l'ordre, en commençant par la fréquence du nombre des respirations.

Quant à la circulation, elle est très peu ou pas influencée par le salol ; il en est de même de la composition du sang.

Maintenant, quel est le *modus agendi* du salol ? Le docteur Sahli a émis, le premier, l'opinion que le salol ne se décomposant qu'en présence du suc pancréatique, la quantité des principes actifs de ce médicament, rendus absorbables, devait être en rapport avec la sécrétion du suc pancréatique. Partant de cette hypothèse, le professeur Lépine a institué de nombreuses expériences qui sont venues la confirmer. Le point capital de ces expériences est celui-ci : Sur un animal, si par un moyen quelconque, on détourne la sécrétion pancréatique de son cours dans l'intestin, le salol ingéré passe en nature dans les selles, et on ne retrouve pas dans l'urine les réactions de l'acide salicylique et de l'acide phénique. Ainsi donc, le salol arrive inaltéré jusqu'au duodénum, et c'est là seulement, qu'en présence du suc pancréatique, il se dédouble en ses principes actifs, les acides phénique et salicylique. La quantité du médicament rendue active est difficile à établir, mais, à en juger par les effets, on doit admettre qu'elle est minime mais en même temps subordonnée à la proportion de suc pancréatique sécrété, cette dernière variant suivant les diverses conditions physiologiques ou pathologiques de l'individu. Cette explication rend parfaitement compte du fait que les effets du salol ne sont pas en rapport avec les doses de ce médicament, et que cet agent ne saurait devenir toxique que dans des circonstances tout à fait extraordinaires.

La présence de la bile, en favorisant la dissolution du salol aiderait puissamment à son dédoublement par le suc pancréatique.

L'élimination des produits de dédoublement du salol se fait par les voies rénales, et ceux-ci se révèlent dans les urines à l'état d'acides salicylurique et phénylsulfurique.

Thérapeutique. — Des diverses observations faites à la clinique de Lyon, à Lourcine et à Cochin, il résulte ce fait certain, que le salol calme la douleur, et l'on a dû, même à ce point de vue, réagir contre un enthousiasme trop hâtif.

L'effet du médicament ne se fait pas attendre : Deux heures environ après l'injection du salol, les rhumatisants voient leurs douleurs se calmer, et il se produit même un espèce de bien-être, un engourdissement que les malades recherchent avidement ; mais cette sédation est de peu de durée : elle cesse en général au bout de douze à quinze heures; toutefois l'amélioration se prolonge un peu plus dans les cas de rhumatisme subaigu. C'est là le côté faible du salol, comparé au salicylate de soude dont l'action se fait sentir plus longtemps, et qui possède en outre l'avantage de s'attaquer à la maladie en même temps qu'au symptôme douleur.

Toutefois il est bon de réserver le salol pour les cas légers, sans complications; cet agent peut devenir même très précieux pour le traitement du rhumatisme chez les enfants dont l'extrême impressionnabilité nerveuse rend très difficile, sinon dangereuse, l'administration du salicylate de soude.

Voici, du reste, comment le docteur Lombard résume ses conclusions sur l'emploi du médicament dans le rhumatisme :

1° Comme spécifique du rhumatisme, le salol est inférieur au salicylate de soude. Il n'a pas d'influence appréciable sur la marche de la maladie ;

2° Le salol calme rapidement les douleurs, mais son action même en ce sens est plus superficielle, moins durable que celle du salicylate de soude ;

3° Pour son action évidente sur la douleur, pour sa parfaite innocuité, le salol a été et peut être employé très utilement dans le rhumatisme subaigu, et son indication paraît légitime dans certains cas de rhumatisme infantile.

Dans les pyrésies, et notamment dans la fièvre typhoïde, le salol a été essayé avec des résultats à peu près négatifs, et l'on a dû conclure que ce médicament n'a aucune influence sur la courbe de la température et la marche de la maladie ; il abaisse, en effet, momentanément, le niveau thermique de quelques dixièmes de degré, mais cette action est fugace, et passe le plus souvent inaperçue. Il faut ajouter que les mêmes effets sont communs à tous les composés de la série salicylée.

Disons encore que dans certaines maladies du système nerveux central, et notamment dans la sclérose en plaques de la moelle, le salol a paru donner une diminution appréciable des douleurs.

La chirurgie s'est aussi emparée du salol dans le but d'utiliser ses propriétés antiseptiques, et à cet égard Vuillet a signalé les bons effets de tampons d'ouate salolée introduits dans le col de l'utérus.

Les mêmes résultats heureux ont été obtenus dans le traitement local des fongosités du col ou de la vaginite.

Dans les affections externes de l'œil le salol paraît être un bon succédané de l'acide borique pour imprégner les diverses pièces du pansement.

Mode d'emploi. — A l'intérieur le salol peut être donné en cachets, à la dose de 4 à 10 grammes pour l'adulte, ou en potion, grâce à l'artifice de l'émulsion, comme il suit :

Salol	9 v. de 4 à 8 gr.
Gomme	5 grammes
Huile d'amandes douces . . .	6 —
Sirop de sucre	30 —
Teinture de quillaya saponaria.	3 —
Eau	150 —

On peut encore le donner sous forme de saccharure, en le mélangeant à du sucre vanillé.

A l'extérieur, on l'applique sous forme d'une poudre composée à parties égales d'amidon et de salol, ou incorporée aux pièces de pansement.

On a aussi préparé un collodion au salol, contre les gerçures, et en particulier celles du sein, d'après la formule :

Salol . . . .)
Ether. . . . } ẫẫ . . . 4 grammes
Collodion élastique. . . . . 30 —

SPARTÉINE

—

La spartéine est un alcaloïde volatil retiré du genêt (*Genista scoparia*) de la famille des légumineuses, tribu des papilionacées. Elle se présente sous l'aspect d'un liquide incolore, d'une saveur très-amère, et d'une odeur particulière rappelant celle de la pyridine. Sa densité est supérieure à celle de l'eau, et son degré d'ébullition est assez élevé ; sa couleur se modifie au contact de l'air qui la fait brunir.

Peu soluble dans l'eau, elle se dissout assez bien dans l'alcool, l'éther et le chloroforme.

La spartéine donne, par sa combinaison avec les acides, des sels qui cristallisent difficilement; le seul d'entr'eux, usité en thérapeutique, est le sulfate.

Thérapeutique : Primitivement étudiée par Laborde qui lui reconnut une influence sur le cœur, la spartéine a été l'objet des recherches du professeur Sée dans les maladies cardiaques ; à l'étranger, Voigt, Maslowski, Prior, etc., ont également mis à l'épreuve le nouveau médicament, et des travaux publiés par ces divers cliniciens peuvent se dégager les considérations suivantes :

Chez l'homme sain, la spartéine augmente le plus souvent la quantité des urines sans troubler la circulation générale : néanmoins, il n'a pu être démontré que cette action diurétique soit due à une influence locale exercée sur l'épithelium du rein, et tout porte à croire que c'est là le résultat d'une action directe sur le cœur, et de modifications dans la tension intra-vasculaire.

La spartéine a produit d'heureux effets dans des maladies cardiaques très différentes, mais avec des différences marquées; ainsi elle se montrerait bien moins efficace dans les affections propres du muscle cardiaque que dans les lésions d'orifice compliquées d'un défaut d'équilibre dans la compensation.

Quand, par suite des désordres circulatoires, la sécrétion rénale est amoindrie, la spartéine intervient efficacement pour rétablir la diurèse et régulariser les contractions du cœur, d'où disparition rapide de l'œdème et des hydropisies.

La pression intra-vasculaire augmentant, la fréquence du pouls diminue à mesure que devient plus régulier le rythme cardiaque, et même dans les cas où la spartéïne se montre impuissante à régulariser le cœur, on a observé qu'elle exerce une action bienfaisante sur les phénomènes dyspnéïques et la pénible angoisse qui en résulte.

La spartéïne se montre active, environ deux ou trois heures après son administration, et son influence assez durable varie de quelques heures à deux ou trois jours ; elle ne produit pas d'effets d'accumulation.

Au point de vue des indications, d'après les résultats rapportés par les divers auteurs, on pourrait conclure que la spartéïne doit être employée :

1° Dans les affections du cœur où la digitale s'est montrée inefficace et paraît être contre indiquée.

2° Dans les cas où il est urgent de relever et de régulariser le plus promptement possible l'action du cœur.

3° Dans les maladies qui s'accompagnent d'une diminution de la sécrétion urinaire.

Mode d'administration : Pour que la spartéïne produise l'effet recherché, il est nécessaire de la donner à des doses suffisantes ; dès le début les doses variaient de 2 à 10 centigrammes par jour : c'était trop peu. G. Sée a parfaitement établi qu'il était besoin de débuter d'emblée par 10 centigrammes, et de répéter cette dose deux ou trois fois dans la journée.

La spartéïne peut être donnée en potion comme dans :

Eau.	15 grammes
Eau de laurier-cerise	15 —
Sirop simple	20 —
Sulfate de spartéïne.	» 50 centigrammes

ou en pilules contenant chacune 10 centigrammes de substance active.

STROPHANTHUS HISPIDUS

Le strophanthus hispidus appartient à la famille des apocynées ; il porte le nom vulgaire de *inée*, et croît surtout en Afrique et dans l'Asie tropicale. Plusieurs peuplades sauvages se servent du suc de cette plante pour empoisonner la pointe de leurs flèches. Les graines surtout constituent l'élément toxifère de la plante; elles sont glabres, jaune pâle ou brunes, longues de un centimètre et demi et larges de 4 à 6 millimètres.

Effets physiologiques. — Les premiers travaux entrepris sur les effets toxiques de l'inée sont dus à Pelikan et à Vulpian qui lui reconnurent dès l'abord des analogies avec la digitale, le muguet, l'hellébore noire, etc..... (dépression de l'irritabilité musculaire et paralysie du cœur amenant la mort). Pour ces auteurs, le cœur serait atteint toujours en première ligne dans ses éléments nerveux, car une fois paralysé, le cœur ne répondrait plus aux excitants divers, mécaniques ou chimiques, portant sur les nerfs pneumogastrique ou sympathique. La paralysie débute par les ventricules, et n'atteint les oreillettes que bientôt après.

L'empoisonnement se produit par absorption et transport du toxique dans la masse sanguine.

Au point de vue d'une comparaison entre la puissance toxique du strophanthus et de la digitale, le premier l'emporte de beaucoup sur la seconde

Quant aux phénomènes produits par l'inée sur le système musculaire, ils sont en tout comparables à ceux que détermine l'absorption de la vératrine; tout d'abord une raideur progressive des muscles, du retard et de la lenteur dans la contraction des fibres, et finalement la mort dans l'état tétanique. A l'autopsie on trouve les veines et les oreillettes gorgées de sang, tandis que les ventricules et le système artériel sont absolument vides.

Les effets de la substance donnée à dose toxique sont des plus rapides, et chez les mammifères, ils se manifestent deux à cinq minutes après l'injection d'un centigramme d'extrait alcoolique de strophanthus; les signes de l'empoisonnement sont les suivants : malaise, dyspnée avec irrégularité du rythme respiratoire, puis de l'affaiblissement des forces et des vomissements alimentaires ou bilieux avec contractions intestinales ; enfin le coma s'accentue, et, après une courte mais violente phase d'agitation, l'animal meurt brusquement.

Aux symptômes précédents il convient d'ajouter ceux-ci que l'on observe parfois: trémulation musculaire, état syncopal, douleur; cette dernière, vu l'état de contraction des ventricules et de la vacuité du système artériel, pourrait être assimilée aux affres de l'angine de poitrine.

La dose toxique de strophanthus n'est nullement en rapport proportionnel avec la taille de l'animal, et même parmi les mammifères, on rencontre des immunités idiosyncrasiques qui ne manquent pas d'étonner.

La toxicité de la substance se communique au sang de l'animal soumis à l'expérience, et MM. Polaillon et Carvilles ont pu empoisonner des animaux avec l'injection d'une seringue de sang pris sur un animal intoxiqué.

Les divers expérimentateurs admettent que l'inée n'agit que peu ou pas sur les nerfs, et qu'au milieu des troubles généraux de l'empoisonnement l'intelligence se conserve intacte.

En somme l'inée est un poison exclusivement musculaire agissant aussi bien sur les fibres lisses que sur les fibres striées, et c'est à ce titre qu'il est surtout un poison du cœur puisque cet organe est le muscle qui a la circulation intime la plus active et reçoit proportionnellement le plus de sang, véhicule du poison.

Thérapeutique. — C'est dans les troubles de compensation consécutifs à une affection valvulaire que Fraser essaya d'abord l'action du strophanthus, et dans le cas où le myocarde n'est pas altéré, les effets obtenus sont très remarquables : Au bout de quelques minutes le tracé sphygmographique est modifié, et l'énergie des contractions cardiaques se relève ; le pouls reprend de la force et de la régularité, et dans les cas d'asystolie complète avec œdème pulmonaire et anasarque généralisé, Fraser a obtenu la disparition de ces symptômes dans l'espace d'un septennaire environ ; les tracés graphiques publiés par cet auteur sont des plus intéressants et des plus concluants.

En même temps que la disparition des hydropisies, on note une augmentation considérable des urines ; cette dernière action est due à l'influence seule du médicament sur l'organe central de la circulation, car les expériences de Fraser, de Polaillon et Carville démontrent que le straphanthus est à peu près sans action sur la contractilité artérielle, ce qui constitue une différence capitale entre les effets de cette substance et ceux de la digitale.

Avec la strophantine employée par la voie hypodermique, les résultats sont encore plus rapides.

Chose digne de remarque, c'est que la sensation de bien-être qui accompagne, pour le malade, les modifications du pouls et de la circulation, est tout d'abord subjective, c'est-à-dire que le patient accuse une amélioration dans son état dès les premières heures du traitement, alors que les signes objectifs du mieux se manifestent à peine. Le malaise profond que détermine l'asystolie s'évanouit à mesure que diminuent l'amplitude des jactitations de la masse sanguine et les troubles circulatoires, et l'enthousiasme des malades pour cette médication est en raison du soulagement rapide qu'ils en obtiennent.

Fraser a observé que les effets de la strophanthine étaient persistants, et qu'une fois le résultat cherché étant obtenu, on peut espacer les doses sans craindre de rechute subite.

Le docteur Poulet a expérimenté l'inée dans la nephrite consécutive à la scarlatine ; il prétend n'avoir qu'à se louer de ce procédé thérapeutique et il apporte à l'appui un certain nombre d'observations concluantes ; le même auteur conseille l'emploi de cette substance dans certaines hémorragies coïncidant avec des phénomènes vaso-constricteurs, et toutes les fois qu'il est bon d'abaisser la tension et le rhythme circulatoire, comme par exemple dans les métrorragies de la ménopause.

Suivant Pins, de Vienne, l'inée est également indiquée dans les pyrexies amenant une parésie du myocarde, et Poulet, qui a contrôlé ces données, donne le strophanthus comme un hyposthénisant et un antiphlogistique précieux.

Dans les paralysies locales, d'origine periphérique, l'inée a donné, entre les mains du docteur Poulet, d'excellents résultats, et, à ce propos, l'auteur formule la conclusion suivante :

« L'inée doit à son action spéciale sur le système

musculaire de la vie de relation, des vertus précieuses dans les cas de paralysies. N'ayant pas les propriétés excitantes de la strychnine, il peut être employé avantageusement dès la première période de la maladie, lorsque la noix vomique présenterait des inconvénients sérieux qui l'on fait rejeter de la pratique à cette époque trop rapprochée du début de la paralysie ».

Mode d'emploi : Fraser a constaté que le principe actif de l'inée, quoique répandu dans toutes les parties de la plante, se trouve particulièrement concentré dans les graines. Celles-ci ont servi à préparer une teinture que Fraser donnait à la dose de 2 à 4 gouttes dans la journée ; l'énergie de cette préparation paraissant trop considérable, on prépare en France une teinture plus déluée, et partant plus facile à manier ; la dose en est de 8 à 12 gouttes par jour.

Du strophanthus on a retiré deux alcaloïdes : l'inéïne presque inactive et peu dangereuse, rejetée de la thérapeutique, et la strophantine, redoutable par sa toxicité et dont l'administration doit toujours être commencée par un quart de milligramme ; c'est avec cette dernière que Fraser a obtenu ses plus heureux succès. Le docteur Poulet donne la poudre de semences en pilules, à la dose de dix à vingt centigrammes.

La voie stomacale doit toujours être préférée pour l'administration du médicament, et ce n'est que dans les cas tout à fait urgents que l'on devrait avoir recours à la voie hypodermique qui n'est pas sans inconvénients.

TERPINE & TERPINOL

La terpine ($C^{10} H^{16} + 6 H^2 O$) est une substance dérivée de la térébenthine dont elle possède à peu près les mêmes propriétés thérapeutiques, mais à un degré plus élevé. Introduite dans la matière médicale, en 1886, par le professeur Lépine, elle a été l'objet des recherches de G. Sée, et depuis, d'innombrables praticiens l'ont employée et vantée dans le traitement des affections pulmonaires, bronchiques et rénales.

Quant au terpinol, qui dérive de l'action des acides sur la terpine, D.-Beaumetz lui a reconnu également une action puissante sur les voies respiratoires qui sont le siège de son élimination.

Effets physiologiques. — A forte dose, la terpine provoque l'état nauséeux et un peu de diarrhée. Chez le chien, Lépine a constaté, à la suite de l'administration de cette substance, une dimi-

9

nution de la sécrétion urinaire, de l'albuminurie, et
même de l'hématurie ; la respiration est accélérée et
irrégulière, la température s'élève, et si l'on atteint
les doses toxiques, les phénomènes d'empoisonnement sont les mêmes que ceux provoqués par la
térébenthine.

Effets thérapeutiques. — Lépine a utilisé la terpine contre les névralgies, et il aurait
obtenu quelques succès par l'emploi de cette substance, même dans un cas d'hystéro-épilepsie.

Comme modificateur des fonctions rénales, on
est généralement moins satisfait de l'emploi de la
terpine que Lépine a paru l'être au début, et l'avantage paraît ici rester à la térébenthine ; dans les cas
de néphrite chronique, de mal brightique, en effet,
si l'on dépasse la dose de 50 centigrammes, on s'expose à voir apparaître l'hematurie.

Le vrai succès de la terpine, et peut-être le seul
qui lui vaille d'être conservée dans la thérapeutique,
c'est son influence modificatrice des sécrétions bronchiques. Chose importante à retenir, à petites doses,
la terpine augmente et fluidifie les sécrétions des
bronches, tandis qu'à hautes doses, elles les tarit
ou les diminue notablement : Lépine a cherché à
utiliser à peu près exclusivement la première de ces
propriétés.

Germain Sée, au contraire, conseille la terpine
à haute dose, et les conclusions qu'il formule sont
les suivantes :

« La terpine constitue un modificateur énergique
de la muqueuse respiratoire et un anti-sécrétoire
puissant ; elle diminue et tarit rapidement l'expec-

toration purulente dans les formes catarrhales de la
phtisie, que la sécrétion purulente provienne des
bronches irritées par les tubercules ou de la paroi
des cavernes pulmonaires ; que la maladie soit au
début ou dans la phase de fonte purulente, ou même
à la période des excavations formées, elle sera indiquée toutes les fois que la formation du pus est assez abondante pour fatiguer le malade, ou pour
épuiser ses forces et entraîner le dépérissement ; elle
sera employée avec succès dans les hémoptysies de
la tuberculose commençante, c'est-à-dire quand la
maladie n'est pas arrivée au développement des
grandes cavités avec anévrysmes de l'artère pulmonaire, dans le traitement des bronchites chroniques
indépendantes de l'asthme, et ne provoquant qu'une
dyspnée par encombrement des bronches ; elle est
le meilleur moyen d'amoindrir l'hypersécrétion
bronchique ; son action prompte, sûre, exempte
d'inconvénients physiologiques, doit la faire préférer
aux préparations de térébenthine, au goudron, aux
bourgeons de sapin, à l'essence de térébenthine qui
n'est pas tolérée ; elle présente même, à cause de sa
parfaite innocuité, des avantages sur la créosote ».

Dans l'asthme nerveux, emphysémateux ou catar-
rhal, elle doit céder le pas à l'iode et à la pyridine.

En résumé, la terpine, quoique devant être réser-
vée pour une catégorie de maladies restreinte, n'en
est pas moins un agent précieux qui a acquis dans la
thérapeutique une place honorable.

Mode d'emploi. — La terpine étant peu
soluble dans l'eau, on pourra employer une solution
alcoolique lorsque l'usage de l'alcool ne sera pas

contre-indiqué. Dans le cas contraire, il faudra environ 250 grammes de liquide non alcoolisé pour dissoudre un gramme de terpine; si le médicament procure de la diarrhée on doit l'additionner d'un sirop astringent, tel que celui de Cachou, par exemple.

Dans la bronchorrhée, je me suis particulièrement bien trouvé des pilules suivantes :

Terpine.	0,12 centigrammes
Créosote du hêtre . . .	0,05 —
Eucalyptol.	0,05 . —

Trois à six pilules par jour.

Quand on veut augmenter la fluidité des sécrétions et faciliter leur expectoration, les doses de 40 à 50 centigrammes seront suffisantes : mais si l'on veut tarir la sécrétion muco-purulente, il faudra atteindre un gramme, et l'on peut se risquer jusqu'à donner deux grammes sans crainte d'accident.

Il sera préférable de faire prendre la terpine au moment des repas, pour éviter les troubles digestifs qu'elle pourrait occasionner.

Le *Terpinol*, moins usité, est donné sous forme de capsules contenant 0,10 centigrammes du médicament. On peut en prendre de dix à vingt dans la journée.

URÉTHANE

L'uréthane ou éthyluréthane est l'éther éthylique de l'acide carbamique étudié par Wurtz et Rose. Cet agent, auquel on a reconnu des propriétés hypnotiques, a été introduit dans la thérapeutique par Schmiedeberg, et étudié en France principalement par Huchard.

Il se présente sous forme de cristaux blancs, d'une odeur faible, d'un goût spécial ; très soluble dans l'eau, l'alcool et l'éther.

Action physiologique. — Jucksch qui a expérimenté ce médicament sur une longue série de malades, a constaté qu'il amène le sommeil sans trouble notable de la respiration et de la circulation. A faibles doses, il ne manifeste son action que lentement et après des doses répétées, tandis qu'à la dose d'un gramme il agit presque instantanément. L'auteur cité prétend que l'influence de l'uréthane se produirait sur les centres nerveux, à l'exclusion des nerfs périphériques, ce qui expliquerait son inefficacité contre les névralgies du dernier ordre.

Le docteur Huchard proclame que l'uréthane produit un sommeil calme, sans cauchemars et sans troubles digestifs ou céphaliques consécutifs. Le sommeil survient entre dix minutes et une heure après l'administration du médicament, et dure de quatre à dix heures. La tension vasculaire ne serait pas modifiée.

La toxicité de l'uréthane est très faible.

Thérapeutique. — Le docteur Chanson, qui a spécialement étudié cette substance, affirme que l'uréthane est indiqué toutes les fois que l'on veut agir sur la moelle pour en diminuer l'excitabilité réflexe, et il prétend avoir réussi plusieurs fois chez des enfants, dans des cas d'incontinence nocturne d'urine.

Dans le tétanos, l'uréthane a sur le chloral l'avantage de pouvoir être continué longtemps, et à haute dose, sans amener d'accidents toxiques.

Dans la chorée, cet agent a paru également donner quelques succès.

Comme hypnotique, l'uréthane paraît devoir être employé toutes les fois que l'insomnie est sous l'influence d'un trouble médullaire quelconque, ou lorsqu'on veut éviter les actions secondaires des autres agents hypnotiques, du chloral en particulier. Il est extrêmement avantageux chez les cardiaques, et semble, sans qu'on en connaisse bien la cause, avoir une action bienfaisante sur l'organe malade.

Toutes les fois, au contraire, que la cause de

l'insomnie devra être rapportée en dehors du myé-
laxe, et que le chloral ne sera pas contre-indiqué par
ailleurs, il sera supérieur à l'uréthane.

Chez les phtisiques l'uréthane paraît supérieur
aux opiacés; il diminue la dyspnée et la toux. Il est
également proscrit avec avantage contre l'insomnie
des alcooliques, des dyspeptiques, des débilités.

Mode d'emploi. — Chez l'adulte, on doit
donner en une seule fois deux à quatre grammes du
médicament si l'on veut obtenir un effet hypnotique
certain; Huchard l'incorpore à une potion simple.
Lorsque la substance doit être donnée plusieurs
jours de suite, il est bon de formuler une solution
titrée, dont on fait prendre la quantité voulue dans
une tasse d'infusion d'oranger.

Chez l'enfant la dose de dix centigrammes suffit
avant l'âge de un an; dans la suite les quantités
doivent être augmentées proportionnellement à l'âge
comme il est de règle de le faire pour les médicaments d'une certaine activité.

THALLINE

La thalline a été découverte récemment par
Skraus, de Vienne, et introduite dans la thérapeu-

tique par Jaksch ; c'est le tetrahydroparaquinizol dont la formule est : C^9H^6, AzH^4, CO, CH^3.

Le nom de thalline lui vient de la propriété qu'a ce corps de se colorer en vert émeraude au contact des persels du fer. La consistance est celle d'un liquide huileux qui peut être transformé en une substance cristalline exhalant une odeur analogue à celle de la coumarine.

Le sulfate de thalline est le seul des sels de cette substance qui soit employé. C'est une poudre cristalline d'une saveur désagréable, amère et salée, d'une odeur qui rappelle celle de l'anisol, peu soluble dans l'eau, encore moins dans l'alcool.

Thérapeutique. — Comme antiseptique la thalline n'a donné que des résultats médiocres ; son action la plus certaine est d'amener un abaissement de température. Ce résultat se produit dans l'espace de deux à quatre heures, et l'hypothermie produite est assez considérable, mais elle est passagère, et si l'on veut la prolonger, il est nécessaire d'administrer de nouvelles doses de thalline à intervalles rapprochés (toutes les deux heures environ). La cessation du médicament amène un relèvement de la température qui s'accompagne de frissons et de sueurs, et devient très pénible pour le malade.

La thalline est rapidement absorbée, mais son élimination est très lente.

Les avantages que présente ce médicament sur l'antipyrine, c'est l'absence des phénomènes d'intolérance digestive, et les petites doses auxquelles il suffit de la donner pour amener l'hypothermie ; mais en revanche son efficacité moins certaine, la nécessilé de répéter souvent les doses, et l'abaissement qu'elle produit dans la pression intravasculaire, sont autant d'arguments qui ont été invoqués contre son usage, et l'ont empêchée d'entrer dans la pratique courante.

Mode d'emploi. — La thalline peut être donnée en potion ou en pilules; la dose quotidienne varie de vingt-cinq centigrammes à un gramme. Le mode d'emploi qui paraît le plus rationnel serait de donner d'abord une première dose de vingt-cinq centigrammes, et dans la suite dix centigrammes de trois en trois heures. Un intervalle plus long laisserait la porte ouverte à une réaction thermométrique qui ne serait pas sans dangers.

VASELINE LIQUIDE

MÉDICINALE

Le produit ainsi désigné est une huile minérale extraite de la distillation des oléonaphtes russes; on l'a d'abord appelé huile de vaseline, bien qu'il ne

contienne pas de vaseline, et de plusieurs autres
noms, dans l'industrie, où on l'utilise pour le grais-
sage des machines ; ce n'est qu'après purification
qu'elle peut servir aux usages médicaux.

Les médecins eux-mêmes ont proposé plusieurs
noms pour désigner ce corps, de là une confusion
possible : c'est ainsi qu'on l'a appelée naphtoléine,
oléonaphtine, etc. Celui de vaseline liquide médicinale a prévalu, au moins en France.

Au docteur Balzer revient l'honneur d'avoir introduit ce nouveau corps dans notre arsenal thérapeutique ; il s'était procuré ce produit à l'état de pureté,
et il s'en était servi comme dissolvant des sels de
mercure qui pouvaient être ainsi portés sous la peau
sans donner lieu à des désordres locaux.

Peu après A. Meunier, de Lyon, publiait diverses
formules ayant pour base l'*huile de vaseline*, à l'aide
desquelles Dujardin-Beaumetz inaugura une série
d'expériences à son service de l'hôpital Cochin.

Propriétés. — La vaseline liquide médicinale est une huile minérale incolore, inodore, insipide ; parfaitement neutre à l'état de pureté ; elle
est inoxydable, ce qui assure sa conservation indéfinie. Elle dissout les huiles essentielles à parties
égales, et, dans des proportions variables, une foule
d'autres corps : iode, bronze, sulfure de carbone,
iodoforme, phénol, etc. On peut même lui faire dissoudre, à l'aide d'un procédé particulier, un grand
nombre d'alcaloïdes.

La vaseline liquide est parfaitement tolérée en
injections hypodermiques, et sa grande diffusibilité
dans l'organisme fait passer rapidement dans l'éco-

nomie les médicaments qu'elle tient en dissolution ou en suspension, et dont le goût vient, en peu d'instants, à la bouche du patient, en même temps que les traces se retrouvent dans les urines.

Des expériences ont été entreprises pour savoir si la vaseline introduite ainsi dans l'économie pouvait s'y comporter à la façon d'un agent nuisible : le résultat a été négatif. D'autres expériences comparatives ont été tentées dans le but de rechercher si les huiles végétales ne sauraient être employées avec les mêmes avantages que la vaseline liquide, et l'on a trouvé que l'huile d'arachides, blanchie, purifiée et stérilisée, pouvait rendre les mêmes services.

Toutefois la comparaison reste en faveur de la vaseline, grâce à quelques-unes de ses propriétés :

1° Etant inoxydable, elle donne des solutions d'une conservation indéfinie.

2° Avec les huiles essentielles, la vaseline a la propriété de séparer les plus faibles traces de matières résineuses et de les en débarrasser en quelques heures, ce qui n'a lieu que fort à la longue avec l'huile d'arachides.

Par contre, on a remarqué que l'acide phénique est soluble en plus forte proportion dans les huiles végétales sans que la solution devienne plus irritante pour le tissu sous-cutané; mais elles sont formellement contre-indiquées pour les injections de sels de mercure, car étant très oxydables, elles donneraient inévitablement lieu à des accidents.

Nous n'entrerons pas dans le détail des résultats obtenus avec les injections de médicaments dissous dans la *vaseline liquide médicinale* ; ceux-ci dépendant exclusivement de la nature de la substance active, et non du véhicule, doivent être étudiés avec l'action thérapeutique de chaque agent médicamenteux ; nous nous contenterons de rapporter les formules les plus importantes données par A. Meunier, ayant trait à la dissolution de ces agents médicamenteux dans la vaseline liquide.

1ᵉ Eucalyptol pur . . . . . .   5 parties.
Vaseline pure.   20   —

La dose tolérée varie de 1 à 15 grammes par jour

2ᵉ Eucalyptol . . . .   5 »»
Iodoforme 0 25
Vaseline liquide . . . . .   20 »»

Même dose que précédemment

3ᵉ Sulfure de carbone. . . .   1 »»
Vaseline liquide. . . . .   10 »»

La dose est de 1 à 2 grammes par petites quantités fractionnées

4ᵉ Térébenthine pure. . . .   5 »»
Vaseline liquide méd. . .   20 »»

Dose de tolérance: 1 à 10 grammes par jour

5ᵉ Menthol. . . . .   10 »»
Vaseline . . . .   90 »»

6ᵉ Thymol. . . . .   1 »»
Vaseline liquide médicinale   200 »»

7ᵉ Phénol . . . .   1 »»
Vaseline liquide. . . . .   100 »»

8ᵉ Iode . . . .   1 »»
Vaseline liquide. . . . .   101 »»

9· Camphre . . . .   1 »»
   Vaseline liquide. . . . . .   100 »»

10· Eugénol. . . . .   3 »»
   Vaseline liquide. . . . .   100 »»

L'eugénol est considéré comme un microbicide très-puissant

11· Hélénine . . . .   1 »»
   Vaseline liquide. . . . .   100 »»

12· Chloroforme . . . . . .   20 »»
   Vaseline liquide. . . . . .   80 »»

Pour les alcaloïdes on les dissout au préalable dans le chloroforme, après quoi on les incorpore à la vaseline ; la dose est calculée sur le pouvoir toxique de la substance et suivant l'intensité d'action que l'on désire obtenir.

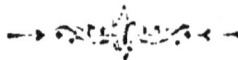

Béziers. — Imprimerie Méridionale

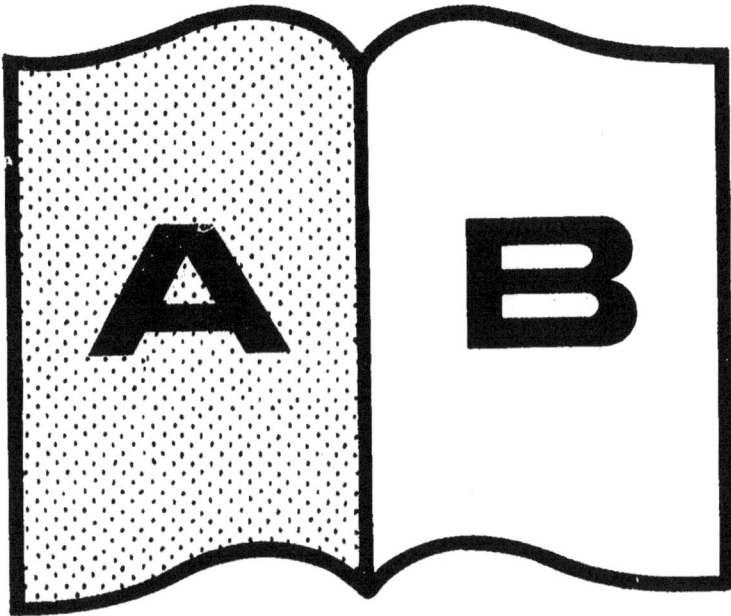

www.ingramcontent.com/pod-product-compliance
Lightning Source LLC
Chambersburg PA
CBHW062003200326
41519CB00017B/4654